血圧が高いのは、歳だから仕方がない。
少々高くても、薬を飲めば下がるし、
そもそも、**血圧が高いだけで、**
ほかに悪いところはないですから。

そう思っていることが、**いちばん危ない**のです。

日本には、高血圧の人が
約4300万人も
いるといわれています。
実に、3人に1人が
高血圧ということです。
しかも、その割合は
加齢とともに多くなります。
60歳以上の男性の約7割、
女性も70歳を超えると
約7割が高血圧であることが
報告されています。

男性は60歳以上、
女性は70歳以上の約7割が高血圧
〜高血圧有病者の年代別割合〜

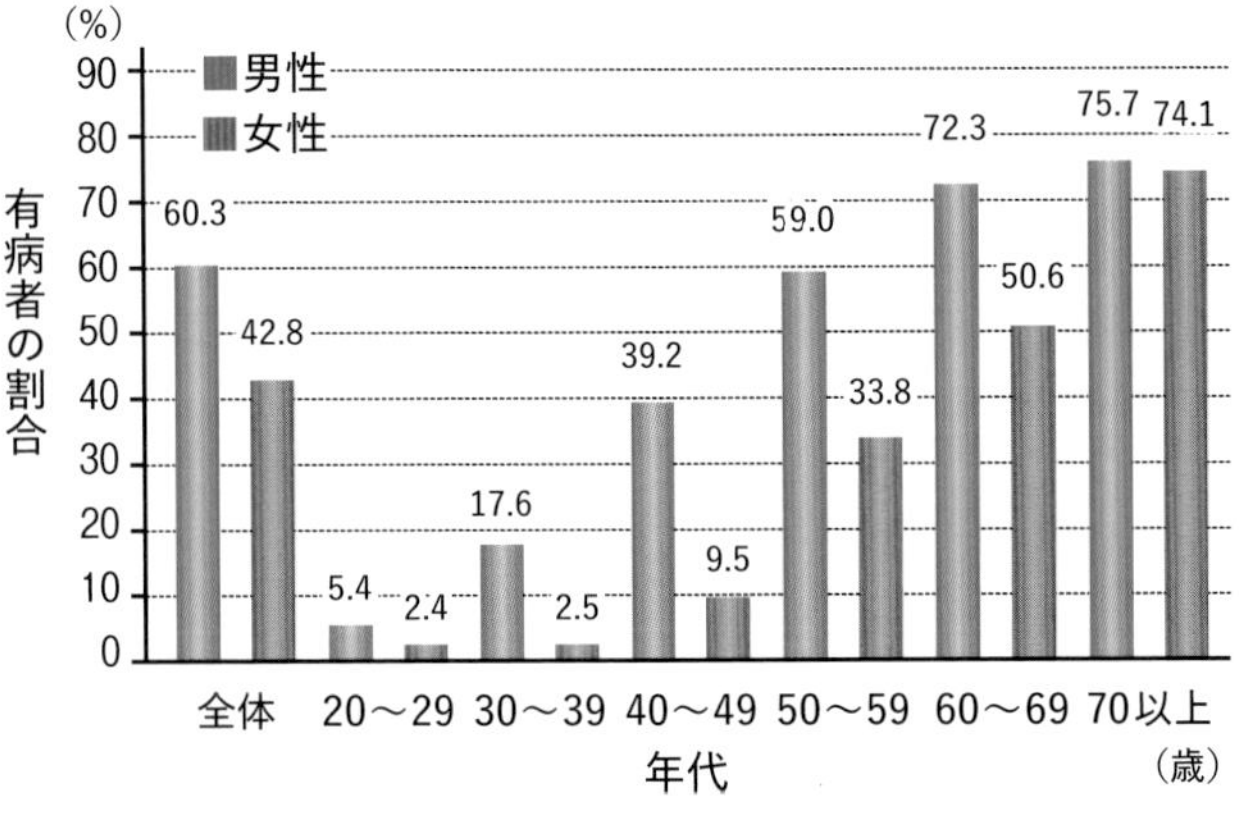

※有病者とは、収縮期血圧 140mmHg 以上、または拡張期血圧 90mmHg 以上、もしくは血圧を下げる薬を服用している人です。(平成30年国民健康・栄養調査)

さらにいえば、
高血圧を軽視している人も数多くいます。
4300万人の高血圧患者のうち、
適切な治療を受けて血圧をコントロールしているのは、
約1200万人。

つまり、**約3000万人に近い人たちが、**
高血圧状態をそのままにしているということです。

理由は、とくに症状が現れているわけではないから。
しかし、表向きは無症状でも、
健康で生きられる時間を短くする危険が、
すぐそこに迫っています。

高血圧を放置していたことへの後悔は突然訪れます。

脳梗塞《こうそく》、脳出血、心不全、心筋梗塞などの循環器疾患《しっかん》は、発症すると命にかかわるだけでなく、助かったとしても重い障害が残ることが多い病気です。

発症した場所が脳に近ければ、**認知症**のきっかけにもなります。

多くの病気の最大の危険因子が、高血圧です。

それでもあなたは、高血圧をそのままにしますか？

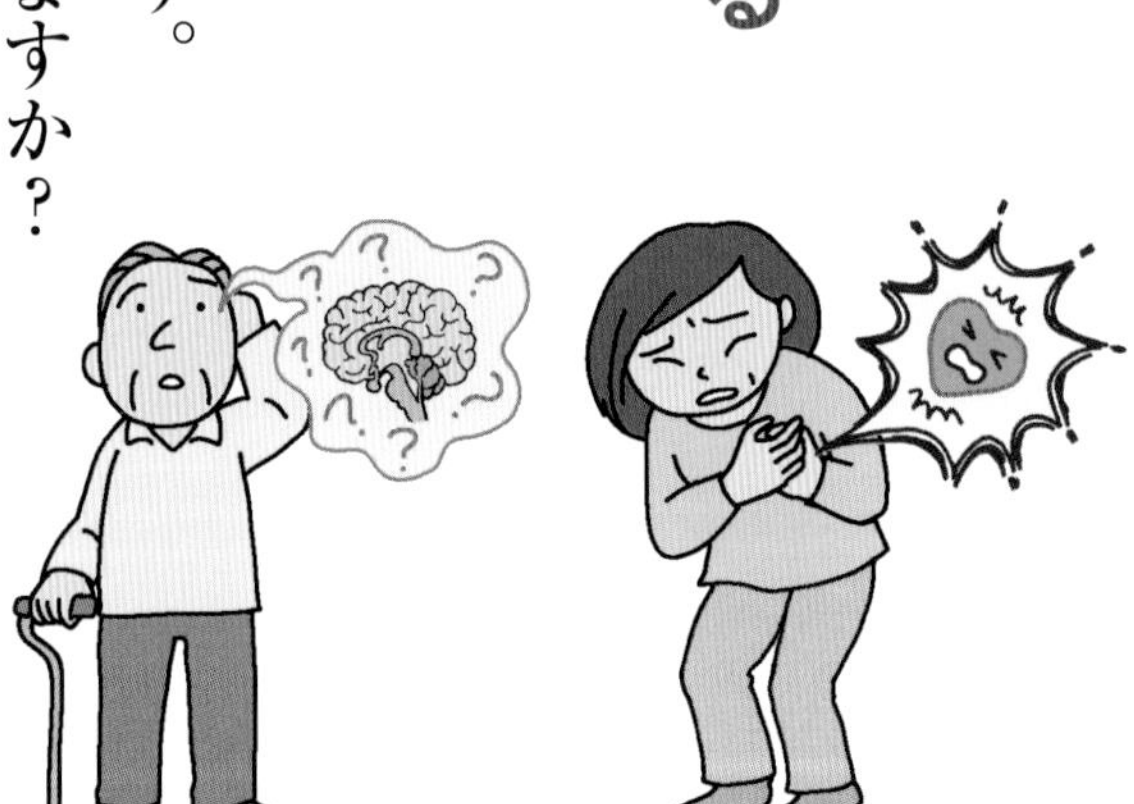

長く健康的な生活を送りたいなら、
血圧を下げることです。
血圧は、これまでの生活を少し改めるだけで下がります。
それでは、何から始めるか。それは、食事です。
食べ物には、血圧を上げるものと、
下げるものがあります。
また、血圧を上げる食べ方もあれば、
下げる食べ方もあります。
つまり、いつ、なにを、どうやって食べるかで
あなたの血圧を下げることができるのです。

はじめまして、自治医科大学の苅《かり》尾《お》七臣《かずおみ》です。
循環器内科、とくに高血圧、動脈硬化などを専門に
研究を続けています。

本書のテーマは、「血圧を下げる食べ方」。
加齢とともに上がりやすくなる血圧を、
「歳だから仕方がない」とあきらめている方が
いらっしゃいますが、そんなことはありません。
生活習慣を改めるだけで、
血圧をコントロールすることは可能です。
とくに食事は、すぐに今日から始められることだと思います。

詳細は本書の中で解説しますが、
ポイントは次の3点です。

❶塩分を減らす（減塩）
❷塩分を体の外に出す（排塩）
❸血管を丈夫にする

これまでの食事を、
この3点を意識した食べ方に変えることで、
あなたの血圧は正常値になり、さらに安定するようになります。

プロローグ……1

第1章

血圧とふか〜い関係がある9つの栄養素

高血圧を放置していると健康でいられる期間が短くなる……14
血圧が上がる栄養素、血圧を下げる栄養素……18
高血圧の元凶「ナトリウム（塩分）」。摂り過ぎると血圧が上がる……20
血中にあふれたナトリウムの排泄を促す、排塩栄養素その①「カリウム」……23
腸内でナトリウム排泄を促してくれる、排塩栄養素その②「食物繊維」……25
血管を守る「マグネシウム」と「カルシウム」……26
血管を傷めるミネラル「リン」……28
血管によい油は「不飽和脂肪酸」。とくに血管にやさしいのが「DHA」と「EPA」……29
血管の劣化を増長させる悪い油「飽和脂肪酸」……31
血管を強く丈夫にするだけでなく、血圧も下げる「良質なたんぱく質」……33
高血圧がみるみる下がる食材リスト……35

第2章

どう食べるかで血圧は下がる

「減塩食」は高血圧対策の王道！ 38
欧米人と比べると日本人は食塩の摂り過ぎ 40
薄味にするだけでは減塩にならない 42
食塩感受性の高い人は減塩効果が抜群 45
減塩食のための7つのポイント 47
おうちごはんで血圧が下がる調理のヒント 49
血管にやさしい外食のための3つのポイント 53
コンビニのおにぎりには要注意 54
高齢の方や持病のある方は減塩前にまずは医師に相談を 55
降圧効果が確認された「DASH食」 56
「排塩」効果がアップする鉄板食材とは？ 57
自律神経を整える食事は血圧を安定させる 58
水分をたくさん摂っても血圧は下がらない 60

お菓子がやめられないなら、チョコレートが最適 …… 61
毎朝1杯のコーヒーで血圧が下がる …… 62
トクホ飲料や食品は、薬ではなく、あくまでも食品 …… 63
血圧が上がるお酒の飲み方、上がらないお酒の飲み方 …… 64

第3章
いつ食べるかで血圧は下がる

食事療法で注目されている「いつ食べるか」という時間栄養学 …… 68
朝食にたんぱく質を摂ると血圧が下がる …… 70
血圧を抑えたいなら昼食には食物繊維とカリウムを含む食材を …… 72
夕食の高カロリー、高脂肪食は高血圧の引き金になる …… 73
血管にやさしい食べ方の順番がある …… 74

第4章
いくつになっても血圧は高くないほうがいい

高血圧は無症状。これがもっともやっかいな症状 …… 78

「高血圧」とはどういう状態？……81
健康診断の数値に安心してはいけない。血圧は日内変動している……84
「血圧サージ」が重なる冬の朝は、とっても危険……89
高血圧は認知症の引き金にもなる……90
自分の血圧の状態を正しく知るには、血圧測定を1週間継続する……92

第5章

食べ方を変えると血圧がみるみる下がる〜体験談〜

徹底した減塩食と散歩で血管年齢が15歳も若返った！……98
早朝の脳卒中のリスクが3カ月で下がった！……100
ホットフラッシュ（顔のほてり）軽減に成功！……102
徹底した減塩効果で早朝血圧が安定！……103
血圧低下で気になる息切れも解消！……104

第6章

これで万全！食べ方に＋α「血圧を下げる生活」

体重1kg減で、上は1・1㎜Hg、下は0・9㎜Hg低下 …… 106
規則正しい生活が血圧を整える …… 109
高血圧を遠ざける7時間睡眠 …… 111
昼寝をするなら30分以内 …… 115
高血圧と深い関係がある「睡眠時無呼吸症候群」 …… 116
軽めのジョギング30分で血圧が下がる …… 118
筋肉を維持すると血管も元気になる …… 120
血圧が上がって困ったときは大きく深呼吸する …… 122
保険適用がスタートした高血圧治療用アプリを活用する …… 124

おわりに …… 126

第1章

血圧とふかーい関係がある9つの栄養素

高血圧を放置していると健康でいられる期間が短くなる

日本人の高血圧患者は、約4300万人と推定されています。つまり、日本人のおよそ3人に1人が高血圧。もはや国民病といっても過言ではありません。どうしてこんなに高血圧になるのでしょうか?

結論からいうと、その明確な理由はわかっていません。高血圧のじつに9割ほどは、「本態性高血圧」という、加齢や体質をベースに生活習慣などの複数の因子が、複雑に重なり合って起こるタイプの高血圧です。

もっと言ってしまうと、**原因をなにか1つに求めることができない「加齢現象」の一種**なのです。

しかし、数多くの研究から、高血圧とさまざまな病気との因果関係は解明されてきています。高血圧を放っておくことが、どれほどリスクが大きいことなのか、その正しい知識と対策について、ぜひ理解してもらいたいと思います。

ほとんどの人は、高血圧になったとしても、余程のことがない限り無症状です。しかし、これこそが高血圧のもっとも厄介なところなのです。

症状がないからといって、なにも対策を講じなければ、それこそたいへんな事態を招くことになります。なぜなら、**高血圧こそが、循環器疾患《しっかん》を引き起こす最大の危険因子**であることが解明されているからです。

循環器疾患とは、脳卒中（脳梗塞《こうそく》、脳出血、くも膜下出血など）や、狭心症、心不全、心筋梗塞、大動脈解離、腎《じん》不全、あるいは脳血管性認知症など、心臓や血管の障害に起因するさまざまな病気の総称です。

循環器疾患は、命に直接かかわる可能性が高いだけでなく、運よく助かったとしても、寝たきりや手足の麻痺、言語障害が残ることが多い病気です。いったん発症すると、それまでの健康的な生活を送ることはむずかしくなります。

とくに日本人を含むアジア人は、高血圧が主因となる脳卒中や心不全の発症頻度が

上の血圧（収縮期血圧）が20mmHg上昇するごとに、心血管疾患による死亡リスクは2倍ずつ増大する
～血圧と心血管疾患リスクの相関図～

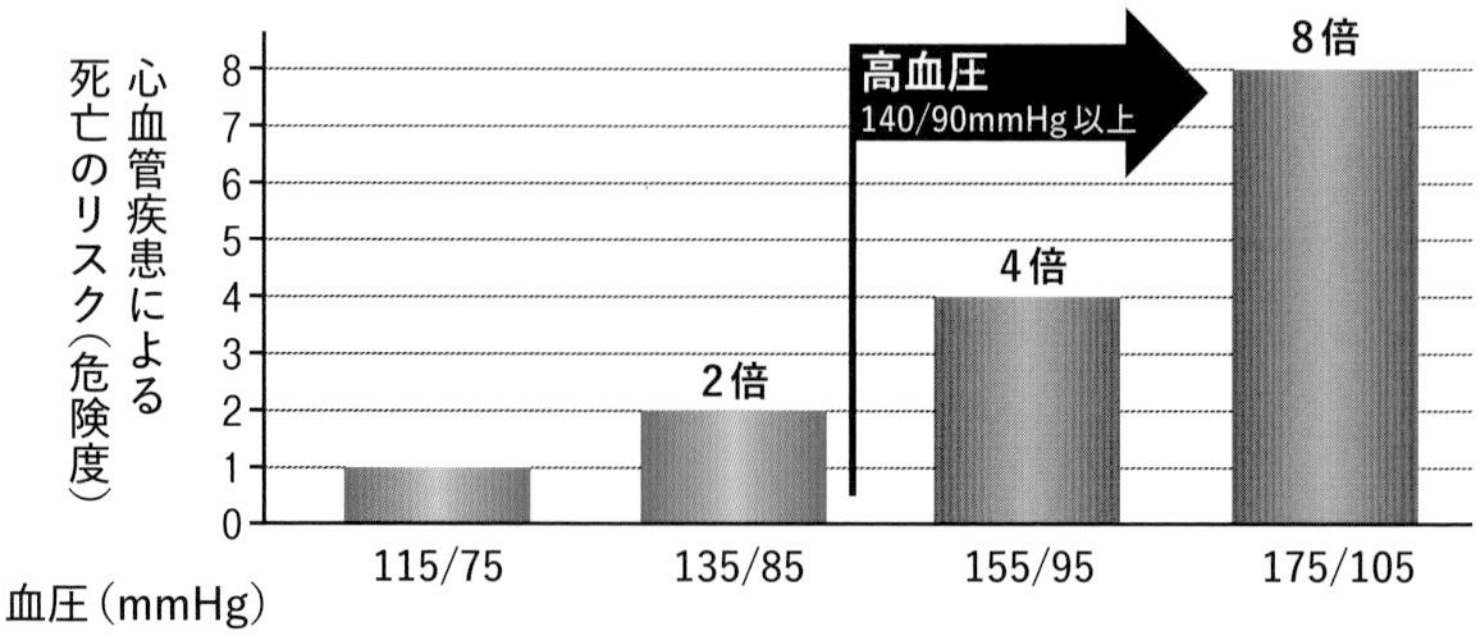

Lewington S, et al. Lancet.2002; 360: 1903-13 より

高く、欧米の人たちと比べても、高血圧の影響がより大きいことが明らかになっています。

さらに、脈が不整になり、心臓に血のかたまりである血栓ができて脳梗塞を引き起こす原因となる心房細動も、高血圧症の人は、その発症リスクが増すことも知られています。

このように、高血圧は命にかかわる病気を引き起こすにもかかわらず、ふだんはこれといった不調などを自覚できません。

そのため高血圧には、**「サイレントキラー」、つまり「静かなる殺し屋」という異名がついています。**

誰もが、年齢とともに血圧が高めになりますが、適切な値を維持できれば、循環器疾患の発症を防ぐことができ、死亡リスクもグッと下げることができます。逆に、高血圧を放置すると、健康に過ごせる時間が短くなってしまいます。

日本において、高血圧に起因する循環器疾患で亡くなる人の数は、年間約10万人と推計[※]されています。また命を取り留めたとしても、残念ながらその後の生活は、介護が必要となる可能性が高いことは否定できません。

血圧が高ければ高いほど、健康寿命を短くする可能性は高くなります。

つまり、できるだけ長く健康な体で過ごしたいなら、血圧をしっかりコントロールすることがとても大切なのです。

※「Ikeda N,et al.:Lancet 378:1094-1105,2011」

血圧が上がる栄養素、血圧を下げる栄養素

健康でいられる時間が短くなる高血圧。どうしたら下げることができるのでしょうか。高血圧治療のガイドラインでは、「（低・中リスクの場合）生活習慣の改善を指導したのち、1カ月後に十分な降圧がなければ、生活習慣の指導を強化し、降圧薬治療を開始する」となっています。

つまり、**血圧を下げるには、高血圧の原因となる生活を改めること**から始まります。食事、運動、睡眠、ストレス緩和などさまざまな改善点がありますが、もっとも身近ですぐに始められるのは、食事です。みなさんも、毎日の食事で血圧が下がるならうれしいですよね。

そこで、**まず血圧が上がる栄養素、血圧を下げる栄養素を理解すること**から始めましょう。上がる栄養素が含まれる食材を控えて、下げる栄養素が含まれる食材を摂るように意識するだけで、血圧の数値はみるみる安定してきます。

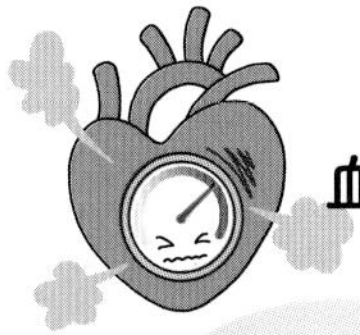

血圧が上がる栄養素

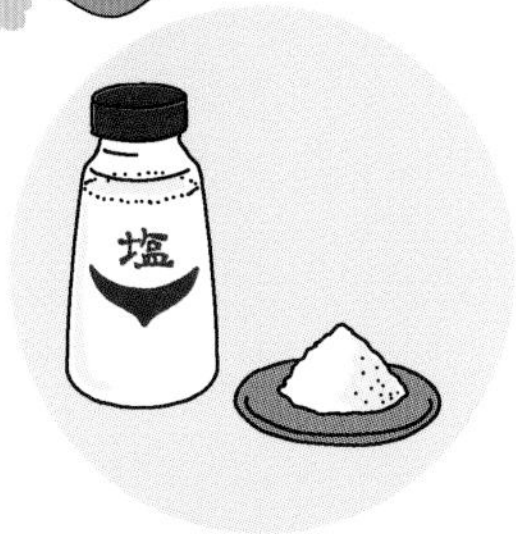

ナトリウム

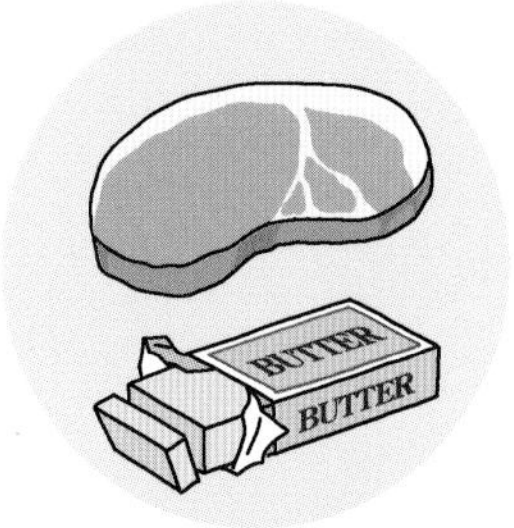

飽和脂肪酸

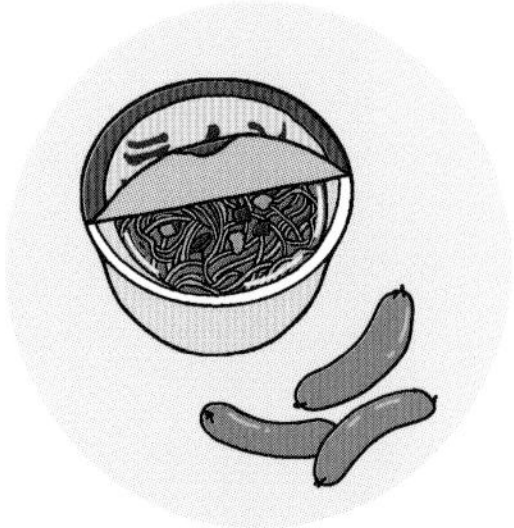

リン

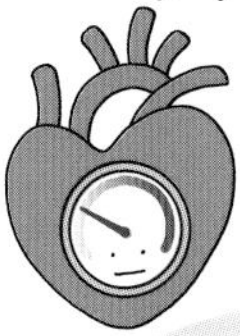

血圧を下げる栄養素

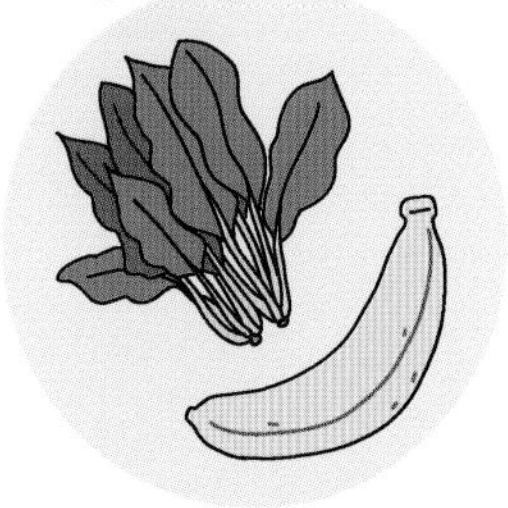

カリウム

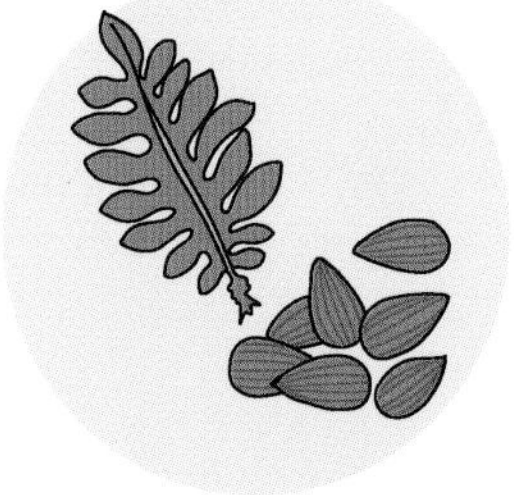

マグネシウム

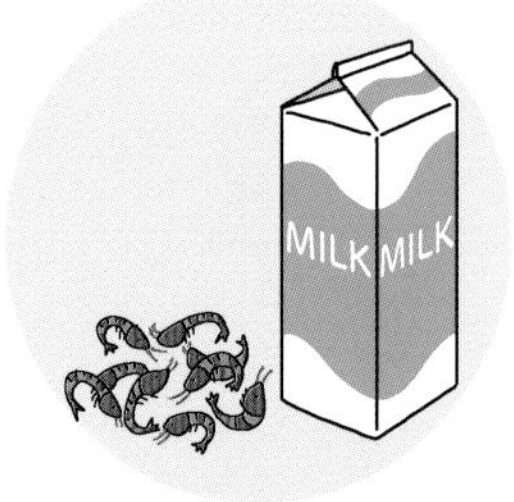

カルシウム

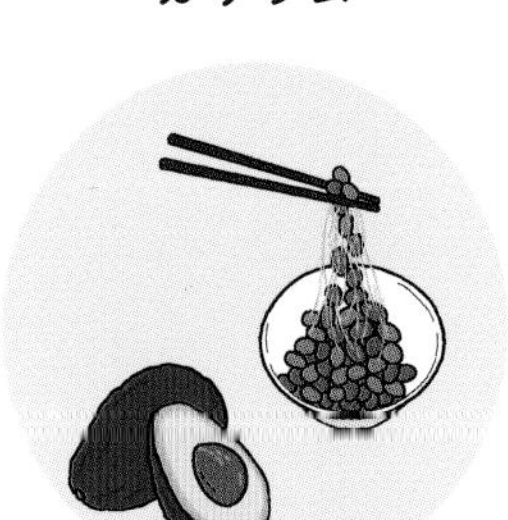

食物繊維

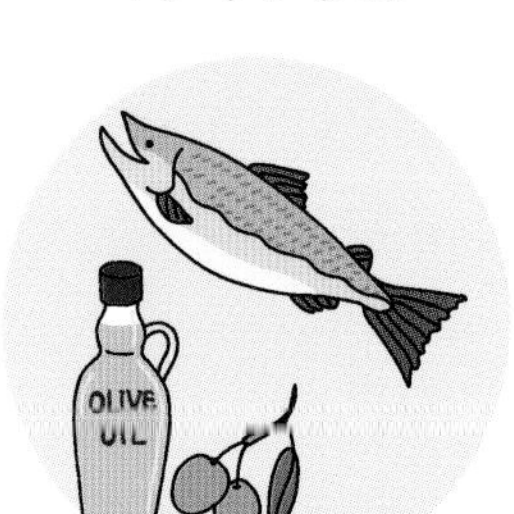

不飽和脂肪酸

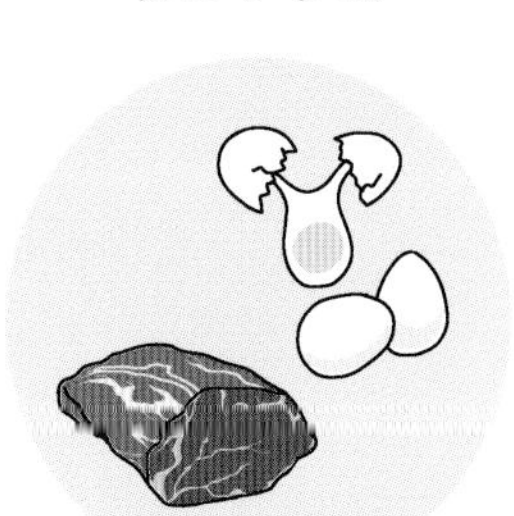

良質なたんぱく質

高血圧の元凶「ナトリウム（塩分）」。摂り過ぎると血圧が上がる

血圧が高いとは、血管に強い圧力がかかっている状態です。血管をホースと考えるとわかりやすいと思いますが、ひとつは血管の中を流れる血液の量が増えると圧力が強くなります。もうひとつは、血液の量が変わらなくても、血管そのものが細くなったり、血管の中が狭くなったりすると、やはり圧力が強くなります。

高血圧に影響を与える栄養素としてよく知られているナトリウム（塩分）は、いまだ十分に解明されているわけではありませんが、この２つの現象を引き起こすと考えられています。

塩分を摂ると血液中にナトリウムが増えて、血中ナトリウム濃度が上昇します。ナトリウムが一定の濃度を超えると、それを薄めるために血管のまわりにある水分を血管内に引き込み、結果、血管内の血液の量を増やすことになります。

塩分を摂り過ぎると
血液量が増えて血圧が上がる!

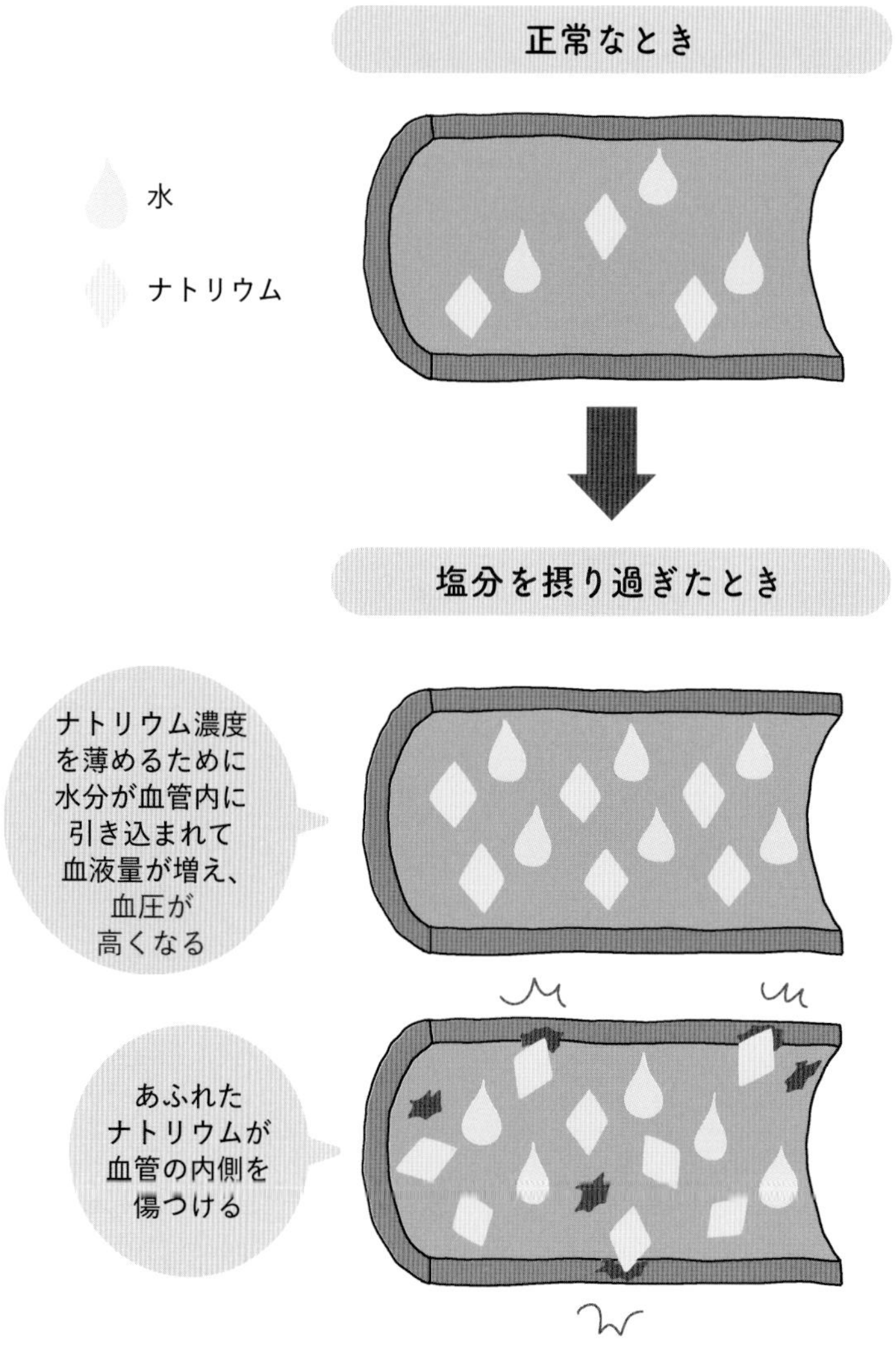
正常なとき
水
ナトリウム
塩分を摂り過ぎたとき
ナトリウム濃度を薄めるために水分が血管内に引き込まれて血液量が増え、血圧が高くなる
あふれたナトリウムが血管の内側を傷つける

また、**ナトリウムは交感神経を刺激する**といわれています。

心拍や呼吸、体温など私たちが生きるための機能は、自律神経といわれる交感神経と副交感神経のバランスによってコントロールされていますが、体と心が活発なときに優位になるのが交感神経です。

交感神経の作用のひとつが、血管の収縮。つまり、**交感神経を刺激すると血管が細くなってしまう**のです。

それだけではありません。**交感神経が優位になると、尿として排出するはずだったナトリウムを体内に再び戻す動きが促進されます。**それによってナトリウムが体内に溜め込まれてしまい、血液の量が増えたままの状態が続くのです。

高血圧の元凶であるナトリウムですが、私たちは、そのほとんどを食塩として摂っています。しかも、摂り過ぎなのが日本人でもあります。

日本高血圧学会高血圧治療ガイドラインでは、食塩摂取量として1日6g未満が推奨されていますが、現在、日本人の平均摂取量は約10g。それが、高血圧患者約4300万人という数字の背景のひとつといえるのではないでしょうか。

血中にあふれたナトリウムの排泄を促す、排塩栄養素その①「カリウム」

体内にあふれているナトリウムを体の外に出してくれるのが、カリウムです。カリウムは、通常、細胞内に余分なナトリウムがあると、水と一緒に尿として排出してくれています。つまり、塩分の摂り過ぎで血圧が高くなっているのは、カリウムとナトリウムのバランスが崩れているということです。元のバランスに戻すには、カリウムを補充すること。血液中に十分なカリウムがあれば、増え過ぎたナトリウムと水分を処理できるようになります。

またカリウムは、血管の酸化ストレスの軽減に役立つことも知られていて、加齢による血管の劣化予防につながります。

カリウムが豊富に含まれている食材は、緑黄色野菜やバナナなどの果物、海藻類、キノコ類などです。

カリウムを摂るとナトリウムと水が排出され、血圧が下がる!

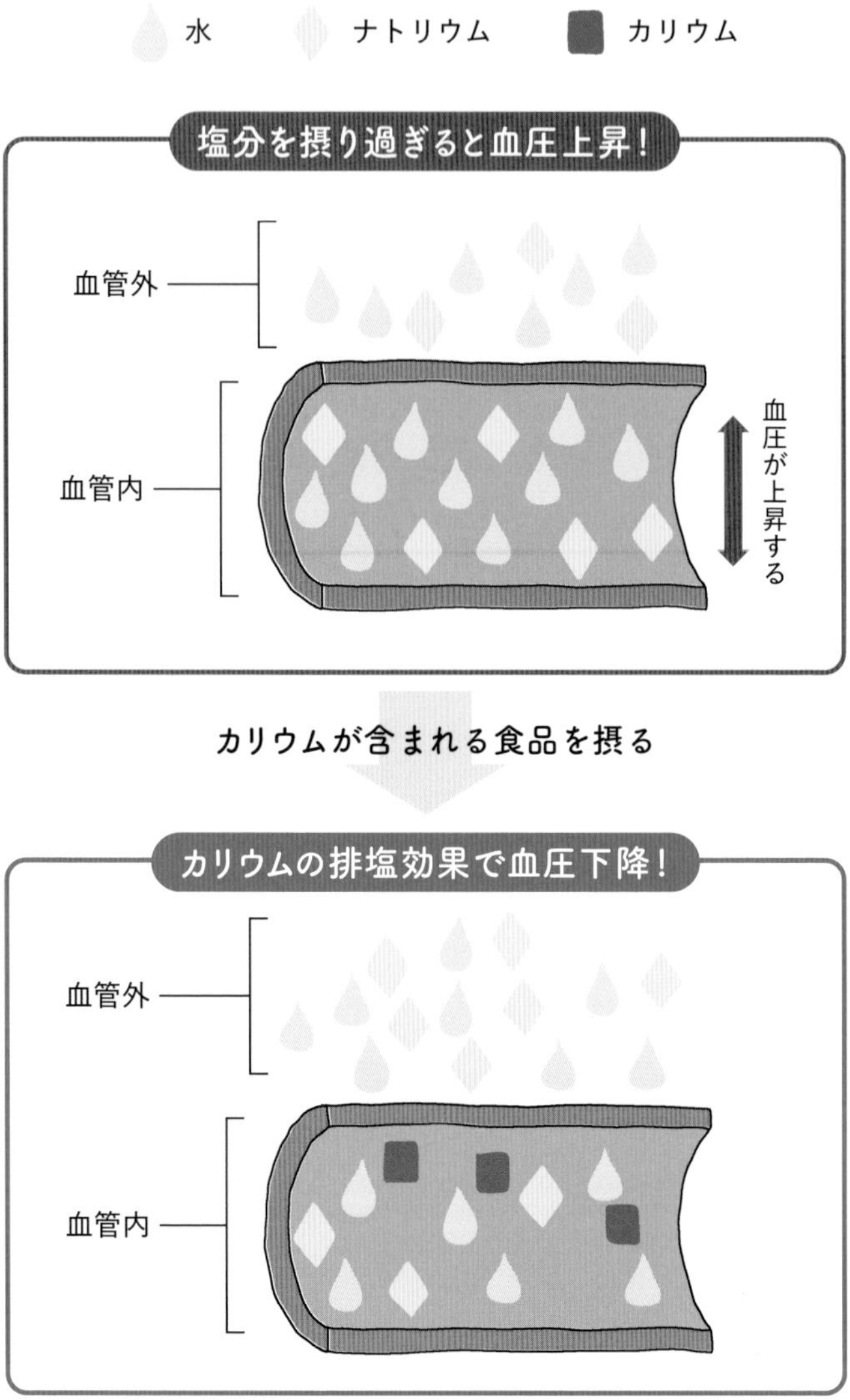

腸内でナトリウム排泄を促してくれる、排塩栄養素その②「食物繊維」

カリウムは血管内にあふれたナトリウムを排出してくれる栄養素ですが、食物繊維は、腸内で余分なナトリウムを排出してくれる栄養素です。

食物繊維には水溶性と不溶性がありますが、血圧を下げる効果がより期待できるのは水溶性。**水溶性は水に溶けることでどろどろのジェル状に変化するため腸内をゆっくり移動し、腸内にある余分なナトリウムやコレステロールを吸着し、体外に排出するのをサポート**します。また、腸内に長く滞在することで、糖質の吸収をゆるやかにしたり、便秘を解消したりする効果もあります。

水溶性食物繊維は、野菜類、果物、穀類、きのこ類、豆類などに多く含まれています。血圧を下げるには水溶性ですが、腸内環境を整える大事な役割があるのが不溶性です。水溶性と不溶性のどちらかだけを摂るのではなく、さまざまな食品を組み合わせてバランスよく摂るようにしましょう。

血管を守る「マグネシウム」と「カルシウム」

ナトリウム、カリウム、食物繊維は、主に血管の中を流れる血液量にかかわる栄養素でしたが、ここからは、血管そのものの状態にかかわる栄養素です。

最初に紹介するのは、マグネシウムとカルシウム。

マグネシウムは、「天然の降圧薬」と呼ばれることもある栄養素で、血管の緊張をやわらげ、血管の弾力性を保つ働きがあります。

血圧が加齢とともに上がるといわれる理由のひとつは、血管が劣化して硬くなるからです。血管の弾力性がなくなると、血液の量が少し増えるだけで強い圧力がかかるようになります。この弾力性の維持に効果があるのが、マグネシウム。そして、**マグネシウムの吸収を高める作用があるのがカルシウム**です。

カルシウムが不足すると、骨の健康障害（骨折や骨粗しょう症）の原因となることはよく知られていますが、カルシウム不足が高血圧や動脈硬化などの原因となっていることはあまり知られていません。カルシウムは血管などの細胞の活動にも大きな影響を与えていて、不足すると血圧の上昇や血管の老化を招きやすいといわれます。

逆にカルシウムの摂り過ぎも、血圧を上げる原因になります。摂り過ぎたカルシウムが筋肉に浸透するようになると筋肉が収縮して血管の内側が狭くなり、血液の流れが悪くなるからです。それを抑制してくれるのがマグネシウムです。

つまり、マグネシウムとカルシウムは、お互いに補いながら、血管を守る働きをしているのです。

そんなマグネシウムとカルシウムですが、昨今の日本では、食の欧米化や玄米や雑穀を食べなくなったこと、また日本の土壌が欧米に比べてミネラル分が少ないことなどから摂取不足といわれています。

マグネシウムやカルシウムは、大豆製品、ナッツ類、貝類、小魚などに豊富に含まれています。とくに納豆は水溶性食物繊維と、おなかの調子を整える不溶性食物繊維もバランスよく含まれているため、おすすめの血圧を下げる食品です。

血管を傷めるミネラル「リン」

カルシウムと同じように、摂り過ぎると血管を傷めるのが、ミネラルのリンです。

リンの過剰摂取が要因のひとつと考えられているのが、心不全や心筋梗塞《こうそく》などの血管の病気です。**血中にリンが増えると、カルシウムと結合して血管の壁に付着する「血管の石灰化」が進みます。**血液の通る通路が狭くなると血圧は高くなり、石灰化はやがて動脈硬化を招くことになります。

また、リンが増えると副甲状腺《せん》ホルモンを刺激して、骨のカルシウムが溶け出すことになるため、さらに石灰化を加速させます。まさに悪循環。

ところが私たちは、カルシウムとは逆に、リンを摂り過ぎる傾向があります。というのは、**リンは私たちがふだん食べている食品添加物入りの加工食品に多く含まれている**からです。しかも、その量はよくわからないうえに、食品添加物に入っているリンの種類（無機リン）は、腸から吸収されやすいといわれています。

血管によい油は「不飽和脂肪酸」。とくに血管にやさしいのが「DHA」と「EPA」

私たちの大切なエネルギー源となる三大栄養素のひとつである脂質には、血圧を下げる「血管によい油」と、血圧を上げる「血管に悪い油」があります。

血管によい油とは、不飽和脂肪酸です。

不飽和脂肪酸がなぜ血管によいかというと、血管内が狭くなる動脈硬化の一因となるLDL（悪玉）コレステロールを減らす効果があるからです。

血中のLDLコレステロールの80～90％は、食べものから摂ったものではなく、実は体の中でつくられたものです。そのLDLコレステロールづくりを抑えてくれるのが不飽和脂肪酸です。

不飽和脂肪酸は、植物や魚の脂に多く含まれています。

そして分子構造の違いから、一価不飽和脂肪酸と多価不飽和脂肪酸に分けられ、多価不飽和脂肪酸はさらに、n－3系（オメガ3）脂肪酸、n－6系（オメガ6）脂肪酸に分類されます。

それぞれ代表的な脂肪酸をあげておきます。一価不飽和脂肪酸はオリーブオイルや菜種油などに含まれるオレイン酸。オメガ3脂肪酸はえごま油やくるみなどに含まれるαリノレン酸、青魚に含まれるDHA（ドコサヘキサエン酸）やEPA（エイコサペンタエン酸）。オメガ6脂肪酸は大豆油や紅花油、コーン油などに含まれるリノール酸です。いずれも、LDLコレステロールの合成を抑制します。

不飽和脂肪酸のなかでも、とくに血管にやさしいのが、オメガ3脂肪酸のDHAとEPAです。DHAとEPAの摂取量が多い人は血圧が低い傾向にあることは、よく知られているところです。

また、EPAには血管を拡張して血流をよくしてくれる働きがあり、事実、日本人を対象にした研究では、EPAを摂取することで収縮期血圧が下がることが報告されています。さらにEPAは、血栓をできにくくし、血管に生じる炎症を抑える作用によって、動脈硬化の進行を防ぎ、心筋梗塞や脳卒中を予防することがわかっています。

血管の劣化を増長させる悪い油「飽和脂肪酸」

不飽和脂肪酸とは逆に、**ＬＤＬコレステロールづくりを押し進める、血管に悪い油が飽和脂肪酸**です。

動脈硬化とは、動脈の血管が硬くなって弾力性が失われる状態のことですが、血管の劣化がすぐに健康に害をおよぼすわけではありません。問題なのは、血管が傷んだところにコレステロールなどの脂質がたまると血液の通路が狭くなり、血液の流れが悪くなることです。

そうなると血管に強い圧力がかかるようになり（高血圧状態）、さらに血管が傷みやすくなります。そして、コレステロールもさらにたまります。**高血圧が動脈硬化を進行させ、動脈硬化もまた高血圧を悪化させる**のです。

そうならないためには、脂身の多い肉類やベーコンやソーセージなどの加工肉、バターやマーガリンといった飽和脂肪酸の多い食品は控える必要があります。

血管をボロボロにする動脈硬化のしくみ

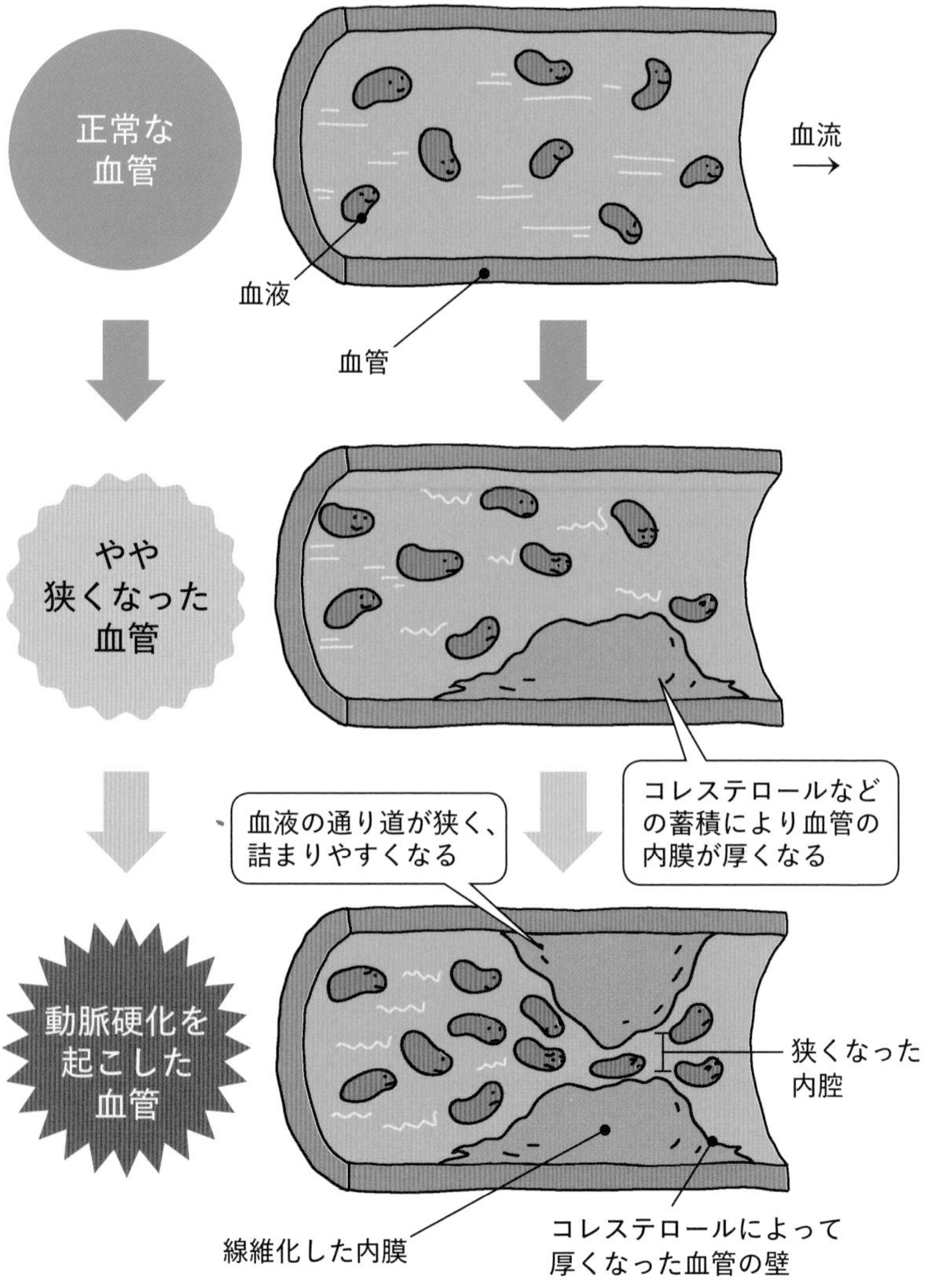

血管を強く丈夫にするだけでなく、血圧も下げる「良質なたんぱく質」

血圧と深い関係のある栄養素として最後に紹介するのは、たんぱく質です。たんぱく質は筋肉や臓器、体内の調整に役立つだけでなく、エネルギー源にもなる私たちにとってとても大切な栄養素です。もちろん、血管をつくる材料になります。たんぱく質が不足すると、当たり前ですが、血管の弾力性が失われてもろくなり、血管が傷みやすくなります。

生活習慣病対策として、「肉を食べてはいけない」と思っている人もいますが、肉はたんぱく質を補給するための重要な食材です。

日本で脳出血の患者数が減ったのは、肉を食べるようになったからだといわれています。それまでの日本人は、たんぱく質を大豆製品などから摂っていました。いわゆる植物性たんぱく質です。肉を食べるようになって動物性たんぱく質も摂るようになったことで、たんぱく質を構成するアミノ酸のバランスがよくなり、丈夫な血管をつくれるようになったのです。

血管がもろいうえに、血圧が高くなるしょうゆや漬け物など塩分の多いものを食べていれば、脳出血で倒れる人が多くなるのは、いまならわかりやすい原理です。

動物性たんぱく質は血管を丈夫にするだけではありません。

動物性たんぱく質に含まれるタウリンやメチオニンなどの含硫アミノ酸（硫黄を含むアミノ酸）には、交感神経を抑えて血圧を下げたり、ＬＤＬ（悪玉）コレステロールの排出を助けたりする働きがあることがわかっています。

さらに、アルギニンというアミノ酸は血管の内膜細胞で変化して一酸化窒素（ＮＯ）となり、血管を広げて脳の血管をつまらせる血栓症を防ぐとされます。このアルギニンは、動物性にも植物性にも含まれるアミノ酸です。

たんぱく質は、食物繊維も豊富に含んだ植物性たんぱく質の大豆製品だけでなく、体内でつくれない必須アミノ酸９種類が含まれている良質な動物性たんぱく質もしっかり摂るようにしましょう。必須アミノ酸が含まれているかどうかは、アミノ酸スコアでわかります。１００もしくは、１００に近いほど、良質なたんぱく質といえます。

高血圧がみるみる下がる食材リスト

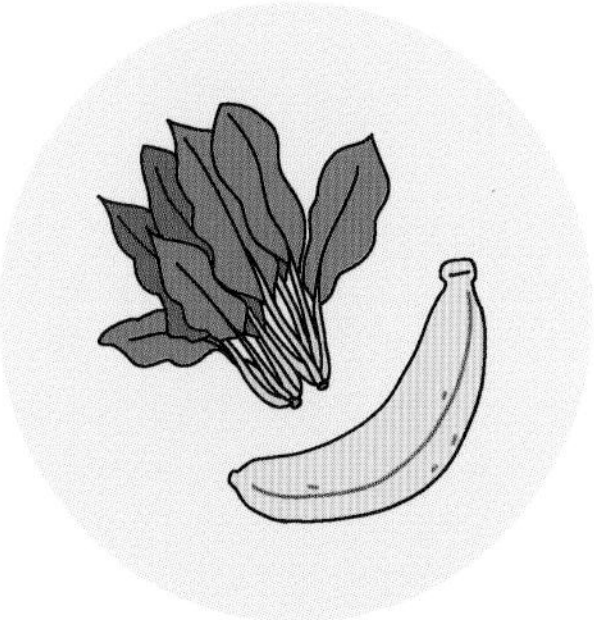

カリウム

野菜（ほうれん草、ブロッコリー、アボカド、小松菜、かぼちゃなど）、果物（バナナ、キウイフルーツ、りんごなど）、いも類（里いも、じゃがいも、さつまいもなど）、大豆製品（納豆、豆腐、豆乳など）、海藻類（昆布、あおさ、焼きのりなど）、種実類（落花生、甘ぐりなど）

マグネシウム

海藻類（わかめ、あさり、焼きのりなど）、魚介類（かつお、まぐろ、きんめだいなど）、穀類（胚芽米、玄米、そばなど）、野菜（ごぼう、ほうれん草、枝豆など）、大豆製品（納豆、豆腐など）、ナッツ類（アーモンド、カシューナッツ、くるみなど）

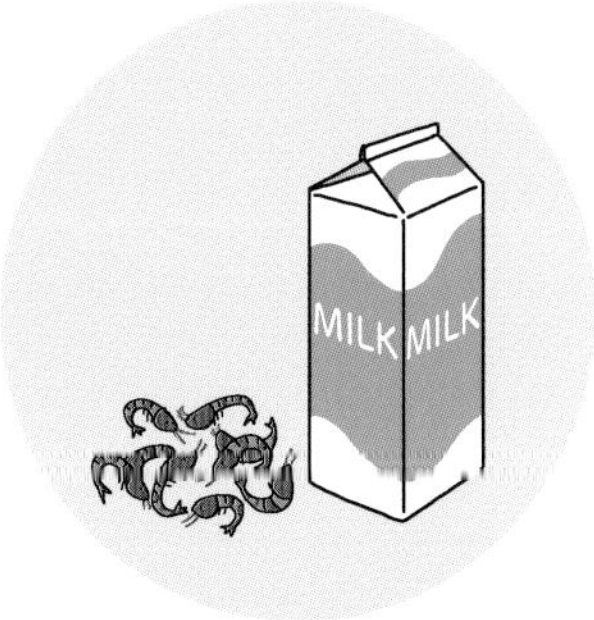

カルシウム

乳製品（牛乳、チーズ、ヨーグルトなど）、骨ごと食べられる小魚（桜えび、しらす干し、焼きシシャモなど）、大豆製品（納豆、豆腐、高野豆腐など）、野菜（小松菜、大根の葉、かぶの葉など）、海藻類（ひじき、昆布、わかめなど）
大豆製品（豆腐や納豆）、ナッツ類、貝類、小魚

高血圧がみるみる下がる食材リスト

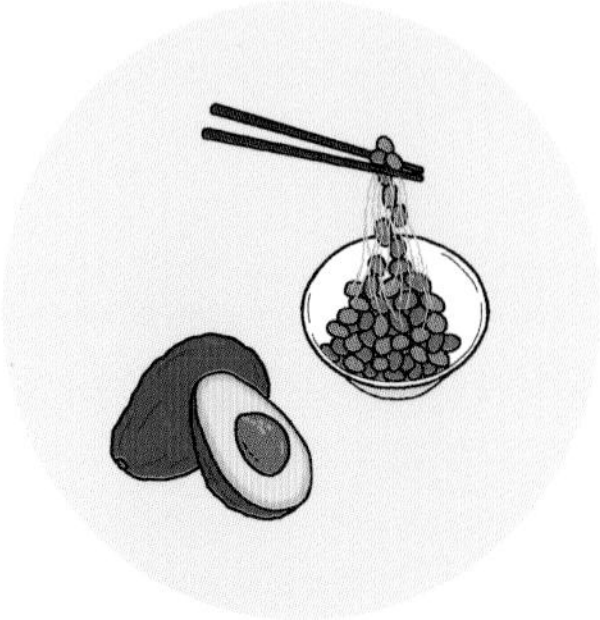

食物繊維（水溶性食物繊維）

野菜（かぼちゃ、ごぼう、アボカドなど）、果物（キウイフルーツ、バナナなど）、穀類（大麦、オートミールなど）、きのこ類（しいたけ、きくらげ）、豆類（納豆、いんげん豆）

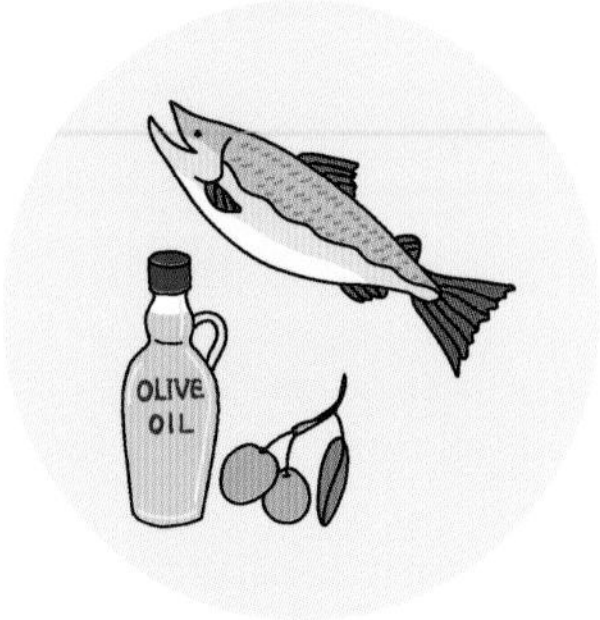

不飽和脂肪酸

青魚（さば、いわし、さんま、まぐろなど）、植物油（オリーブオイル、えごま油、アマニ油、大豆油など）、大豆製品（豆腐や納豆）、ナッツ類（アーモンド、カシューナッツ、くるみなど）

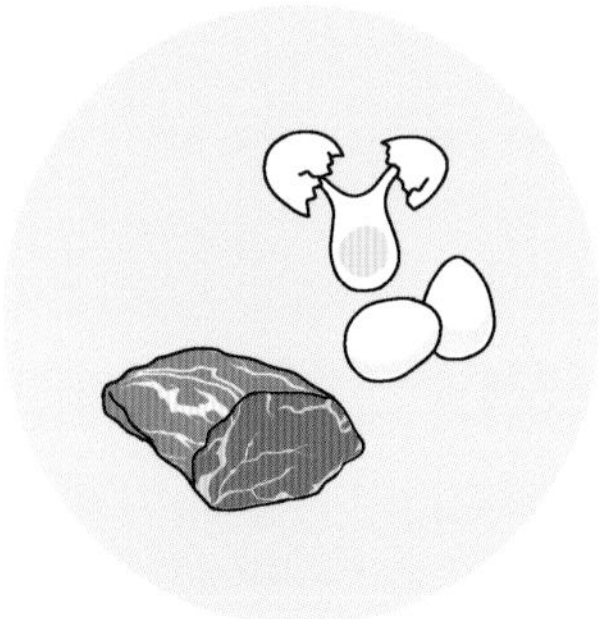

良質なたんぱく質

魚介類（かつお、まぐろ赤身、あじ、さばなど）、肉類（牛・豚の赤身）、卵、乳製品（チーズ、ヨーグルト、牛乳など）、豆類（大豆、納豆、豆腐、豆乳など）

第2章

どう食べるかで血圧は下がる

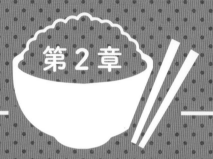

「減塩食」は高血圧対策の王道！

血圧が上がる栄養素、血圧を下げる栄養素について理解していただけたでしょうか。第2章では、血圧が上がる栄養素を減らし、血圧を下げる栄養素を増やす、上手な食べ方を紹介することにしましょう。

まずは、高血圧対策の王道でもある「減塩食」から始めましょう。

食塩（**ナトリウム**）**の過剰摂取は、高血圧を招くもっとも大きな要因**であることも、また食塩の摂取制限によって血圧が下がることも、日本を含め世界中のさまざまな研究によって証明されています。

食塩を摂ることで血圧がどれくらい上昇するかを「食塩感受性」といいますが、**食塩感受性の高い人は、低い人より減塩食の効果を得やすい**ことになります。

食塩感受性が高い可能性があるのは、次のような人たちです。

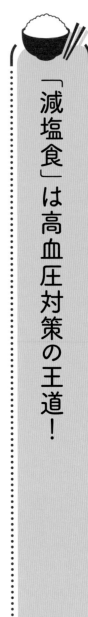

①高血圧の人
②肥満気味の人
③中高年以上の人
④腎臓《じんぞう》障害がある人
⑤ストレスが多い人
⑥両親ともに、またはいずれかが食塩感受性高血圧の人

この項目に加え、日本人を含むアジア人は、欧米人（白人）よりも食塩感受性が比較的高いといわれています。

健康診断で高血圧を指摘されたり、血圧を下げる薬（降圧薬）を服用したりしている人は、食塩感受性が高くなっていることを想定し、すぐにでも減塩に取り組むことをおすすめします。**塩分の影響を受けやすいタイプなら、減塩の効果がすぐに現れるはずです。**

仮に塩分の影響を受けにくいタイプだったとしても、減塩食の習慣は、糖尿病や脂質異常症といった生活習慣病を遠ざける食習慣になります。

欧米人と比べると日本人は食塩の摂り過ぎ

そもそも、日本人は世界的にみても食塩を摂り過ぎています。

日本高血圧学会では、降圧に有効で、しかも循環器疾患《しっかん》発症の抑制が期待できる数値として、食塩摂取量を**「1日6g未満」とすることを強く推奨**しています。

それでは、現在の**日本人の平均摂取量は**どうかというと、**平均約10g。男性の平均が10・8g、女性の平均が9・2g**（厚生労働省「国民健康・栄養調査（平成28年）」）です。

しかし、かつての日本人は、いま以上に食塩を摂っていました。１９５０年代の調査によると、東北地方では1日平均27g、近畿地方では平均17gという記録があります。

東北地方の人たちは、厳しい寒さの影響もあり、味の濃いものを好み、おのずと食塩の摂取量が多くなっていたのでしょう。それが直接の原因とはいえませんが、東北地方は高血圧や脳卒中の発症率や死亡率が高いことで知られています。

この数字をみると、かなり摂取量は減ってきているといえますが、**日本人は、まだまだ減塩に努めなければならない**ようです。

ちなみに、欧米における高血圧治療のガイドラインでは、さらにきびしい基準が採用されています。

欧州心臓病学会／欧州高血圧学会（ESC／ESH）の減塩目標は「1日5g未満」、米国心臓病学会／米国心臓協会（ACC／AHA）では、「1日のナトリウム摂取量1500㎎未満」（食塩相当量で換算すると1日3・8g未満）を目標に掲げています。

これらは高血圧症の方の目標値として定められたものですが、**世界保健機関（WHO）が示した食事ガイドラインでは、「高血圧の有無にかかわらず、16歳以上の世界中のすべての一般成人は、1日の食塩摂取量を5g未満に減少させるべき」だと勧告**しています。

いまや減塩は、日本のみならず世界的な課題なのです。

薄味にするだけでは減塩にならない

減塩食を実践するには、まず食品に含まれている食塩量を知ることからです。**自分が毎日どのくらい食塩を摂っているのかわからなければ、どれくらい減らせばいいのか見当もつかない**からです。

といっても、管理栄養士でもない限り、どの食品にどれくらいの食塩が含まれているのかは、まったくわからないと思います。「普段から減塩を心がけて、薄味にしている」という方もいますが、**主観的な減塩の意識では、必ずしも減塩にはつながっていない**という報告もあります。

そこで、目安となる「身近な食品の食塩含有量の目安」（43ページ）と「あなたの塩分チェックシート」（44ページ）を用意しました。参考に日ごろの食生活を振り返ってみましょう。

1日6g未満が、どれほどむずかしいことなのかがわかると思います。

身近な食品の食塩含有量の目安

	食品名	食塩量
主食	ご飯（白飯）	0.0g（茶碗１杯 150g）
	ゆでうどん	0.7g（240g）
	ゆでそうめん	0.4g（200g）
	食パン	0.7g（6 枚切り１枚 60g）
	ロールパン	0.4g（１個 30g）
	スパゲッティ	2.9g（240g）
おかず	アジの開き	1.4g（１枚 130g）
	塩鮭	3.8g（１切れ 80g・辛口）
	明太子	3.4g（1/2 腹 60g）
	かまぼこ	0.6g（２切れ 25g）
	ロースハム	1.0g（１枚 45g）
	ベーコン	0.4g（薄切り１枚 18g）
	ウインナーソーセージ	0.5g（１本 25g）
	スライスチーズ	0.5g（１枚 17g）
	梅干し	1.8g（１個 13g）
菓子類	ポテトチップス	0.2g（10 枚 17g）
	どらやき	0.4g（１個 90g）
	シュークリーム	0.1g（１個 70g）
	肉まん	1.0g（１個 80g）
インスタント食品	カップラーメン	4.9g（１食 78g）
	コーンポタージュスープ	1.2g（１食 23g）
	レトルトカレー	2.3g（１食 180g）
外食	ミートソース	4.5g（１食）
	きつねうどん	5.5g（１食・つゆ含む）
	かけそば	4.0g（１食・つゆ含む）
	牛丼	2.8g（１食）
	カツ丼	3.2g（１食）
	チーズバーガー	2.9g（１食）
	ハンバーグ弁当（コンビニ）	3.9g（１食）

（『FOOD&COOKING DATA 塩分早わかり第５版』女子栄養大学出版部、2022）
※食塩含有量は製法や商品、産地、季節などにより異なるため、上記はいずれも目安です。

あなたの塩分チェックシート

当てはまるものに○をつけ、最後に合計点を計算してください。

＿＿＿＿＿年＿＿＿月＿＿＿日　年齢＿＿＿歳　性別：男・女

		3点	2点	1点	0点
これらの食品を食べる頻度	みそ汁、スープなど	1日 2杯以上	1日 1杯くらい	2～3回／週	あまり 食べない
	漬け物、梅干しなど	1日 2回以上	1日 1回くらい	2～3回／週	あまり 食べない
	ちくわ、かまぼこなどの練り製品		よく食べる	2～3回／週	あまり 食べない
	あじの開き、みりん干し、塩鮭など		よく食べる	2～3回／週	あまり 食べない
	ハムやソーセージ		よく食べる	2～3回／週	あまり 食べない
	うどん、ラーメンなどの麺類	ほぼ毎日	2～3回／週	1回／週以下	あまり 食べない
	せんべい、おかき、ポテトチップスなど		よく食べる	2～3回／週	あまり 食べない
しょうゆやソースなどをかける頻度は？		よくかける （ほぼ毎食）	毎日1回は かける	時々かける	ほとんど かけない
うどん、ラーメンなどの汁は飲みますか？		全て飲む	半分くらい 飲む	少し飲む	ほとんど 飲まない
昼食で外食やコンビニ弁当などを利用しますか？		ほぼ毎日	3回／週 くらい	1回／週 くらい	利用しない
夕食で外食やお惣菜などを利用しますか？		ほぼ毎日	3回／週 くらい	1回／週 くらい	利用しない
家庭の味付けは外食と比べていかがですか？		濃い	同じ		薄い
食事の量は多いと思いますか？		人より 多め		普通	人より 少なめ

丸をつけた個数	3点×　　個	2点×　　個	1点×　　個	0点×　　個
小計	点	点	点	点
合計点				点

チェック	合計点	評価
	0～8	食塩はあまり摂っていないと考えられます。引き続き減塩をしましょう。
	9～13	食塩摂取量は平均的と考えられます。減塩に向けてもう少し頑張りましょう。
	14～19	食塩摂取量は多めと考えられます。食生活のなかで減塩の工夫が必要です。
	20以上	食塩摂取量はかなり多いと考えられます。基本的な食生活の見直しが必要です。

（社会医療法人製鉄記念八幡病院　院長　土橋卓也先生）

食塩感受性の高い人は減塩効果が抜群

食塩感受性が高い人はとくに減塩食の効果がすぐに現れますが、どの程度血圧が下がると思いますか？

1日1g減で血圧1㎜Hg。

もちろん個人差はありますが、これまでの研究によって、**高血圧の人が食塩摂取量を1日1g減らすことができると、上の血圧をおおよそ1㎜Hg低下させる効果を期待できることがわかっています。**

1日1gとは、料理をつくるときに使うしょうゆ小さじ1杯分、顆粒だしの小さじ1杯分くらいです。それを減らすだけで、1㎜Hgも低下します。

わずか1日1gでも、365日続ければ、1年間で365g。血圧が365㎜Hg低下するわけではありませんが、食塩の過剰摂取による血管や心臓へのダメージを格段にやわらげることができます。

1日あたり1gの減塩で血圧が1mmHg下がる

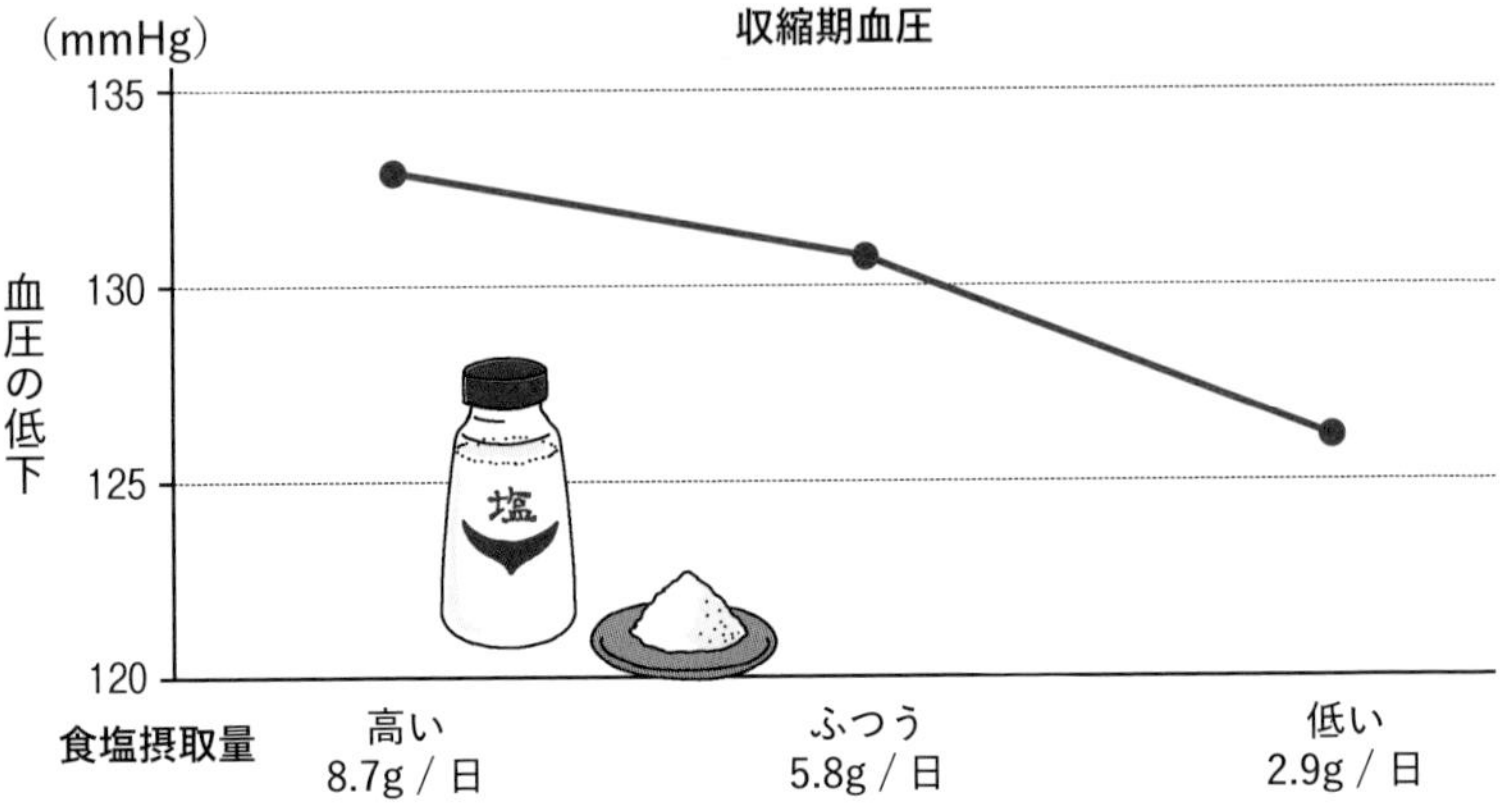

Sacks FM et al. N Engl J Med. 2001; 344: 3-10

食塩1gとは、例えば？

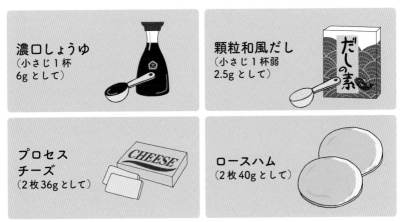

濃口しょうゆ
（小さじ１杯
6gとして）

顆粒和風だし
（小さじ１杯弱
2.5gとして）

プロセス
チーズ
（2枚36gとして）

ロースハム
（2枚40gとして）

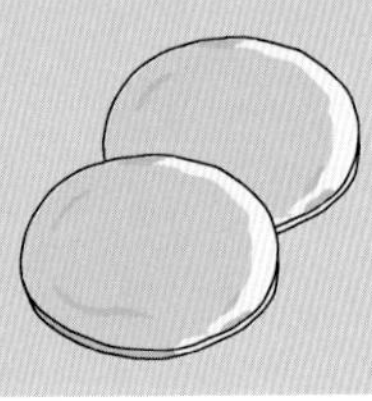

日本食品標準成分表 2020 年版（八訂）

減塩食のための7つのポイント

それでは、具体的な食べ方です。日本高血圧学会が推奨する食塩摂取量「1日6g未満」を目指す上での減塩食のポイントは、次の7つです。

①1食あたりの食塩量の目安を2gにする

②主食は白米を中心にする

パンや麺《めん》類には必ず食塩が含まれていますが、白米にはほぼ含まれていません。主食を白米とパンと麺類で迷ったら、白米を選びましょう。

③加工食品は食品成分表を要チェック

ソーセージやハム、練り物、缶詰、インスタント食品などの加工食品には、食塩が多いことを忘れないようにしましょう。

④生鮮食品を選ぶ

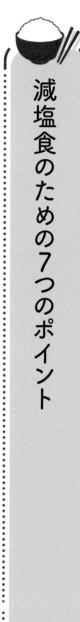

例えば魚なら、干物よりも刺身を選ぶと含塩量は少なくなります。

⑤たれやソースは「かける」より「つける」

かけるよりつけるほうが、塩分を自分で調整できます。

⑥カリウムを積極的に摂る

第1章で紹介したカリウムが多く含まれる野菜や海藻類などを摂るように心がけましょう。

⑦食べ過ぎない

食べ過ぎれば、結局、食塩を多く摂取してしまうことになります。

このほかでは、食事の調理にはむやみに調味料を使わずに、味付けを確かめてから使うようにしてみてください。出汁などのうまみ成分で十分に味が付いていることがあります。

また、香味野菜、柑橘《かんきつ》類などの酸味を利用することもおすすめです。こしょうや七味、しょうが、香辛料を上手に使うことも減塩につながります。

おうちごはんで血圧が下がる調理のヒント

減塩食を実践するには、できるだけ外食や中食を控えて自宅で調理することです。そうすることで、さまざまな減塩対策に取り組めます。

私たちが日常的に食べているもののうち、**自分で調整できる塩分は全体の約4割程度しかないといわれています。残りの約6割は、食品中に含まれている「見えない塩」（隠れた塩分）**。自宅で調理しなければ、それだけ見えない塩を摂ることになります。ここが減塩の大きなポイントでもあります。

それでは、調理のヒントをいくつか紹介しましょう。

①よく使う調味料に含まれる食塩量を把握する

目分量での味付けをやめて、計量スプーンなどでしっかりと量って使うことを心がけてください。そうすることで食塩量を正確に調整することができます。

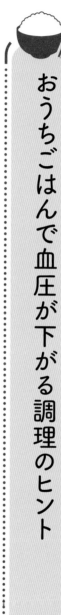

食塩1gに相当する調味料の目安

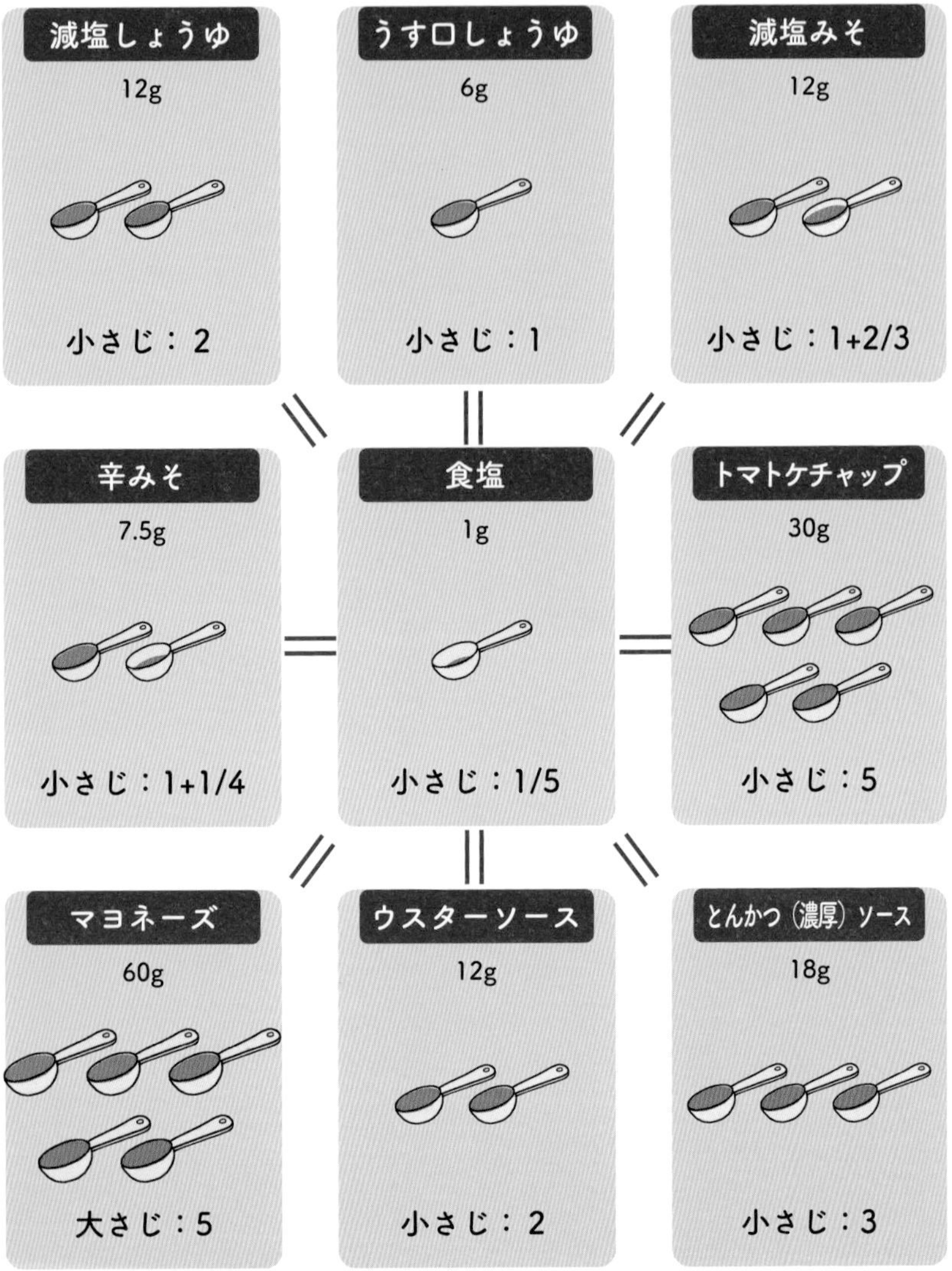

※参考：『FOOD&COOKING DATA 塩分早わかり第5版』女子栄養大学出版部、2022〉
※上記はおおよその目安です。製品によって異なる場合があります。

②減塩調味料を活用する

みそやしょうゆなどの調味料を減塩タイプに置き換えるだけで、食塩量を抑えることができます。

③塩味を「うまみ」や「酸味」に置き換える

出汁のうまみ、柑橘《かんきつ》類や酢の酸味、香味野菜やスパイスの風味を活用すると、減塩による薄味の料理でも満足感を得られ、食の楽しみを失わずに減塩できます。

酢は米酢、りんご酢、バルサミコ酢、黒酢などと種類も豊富で、和洋中の料理を問わずに使えます。またレモン、柚子、カボスなどの柑橘類は、味だけでなく、香りや季節感を楽しむこともできます。**減塩でメニューを考えると、実は料理のバリエーションも増える**のです。

④塩味は食品の表面につけて食べる

人間の味覚は、より食品の表面についている味に反応しやすいという特徴があります。下味をしっかりつけるよりも、食べるときに、たれやしょうゆ、塩などを少しだけつけて食べたほうが、より少ない量で塩味をしっかりと感じることができます。

⑤おかずごとに味のメリハリをつける

例えば、主菜には少ししっかりと塩味を付け、副菜には塩やしょうゆなどを使わないなど、おかずごとに味にメリハリをつけると、満足感を保ちながら食べられます。

⑥汁物の汁気を減らす

みそ汁などの汁物は、野菜やきのこ類など、なるべく具を多くして、汁気を減らすことが減塩につながります。また、汁物は食塩量が多くなりがちなので、**1日1杯を目安にしましょう。**

⑦食卓に調味料を置かない

もし、自宅の食卓にしょうゆや塩、ソースなどの調味料を置いているなら、片付けるようにしてください。食卓にあるとつい使ってしまいがちです。目の前になければ、ちょい足し習慣はなくなるはずです。

血管にやさしい外食のための3つのポイント

外食は濃い味付けのものが多く、利用機会が多いと、どうしても食塩摂取量が増えてしまいます。外食を利用するときは、次の3つのポイントに注意してください。

①メニューの食塩量表示を確認する

最近では、メニュー表などに食塩量を表示しているところが増えてきました。ぜひ確認することを習慣化し、食べるものを選ぶようにしましょう。

②食塩含有量の多い部分は残す

例えば、ラーメンやうどんなどの麺《めん》類は、できるだけスープを残すようにしましょう。半分スープを残すだけで食塩摂取量を約2g減らすことができます。

③「断れない外食」は前後の日でリカバリーする

接待などの断れない外食では、減塩するのがむずかしいものです。そういう場合は無理に減塩をするのではなく、前後の2、3日でリカバリーするように努めましょう。

コンビニのおにぎりには要注意

コンビニエンスストアのお弁当やお惣菜は、手軽で美味しいし、メニューも豊富です。利用されている方も多いのではないでしょうか。

ほとんどの食品に**「栄養成分表示」が記載されているので、食塩量を確認しながら選べば減塩食を実践することができます。**食品によっては、食塩量が自分のイメージと異なることもあるので、面倒くさがらずに確認してください。

とくに気をつけたいのが、おにぎりや惣菜パン。具によっては、1個で食塩量が2gを超えるものも少なくありません。食塩量は要チェックです。

もうひとつアドバイスするなら、味を調整できるものを選ぶことです。お弁当やお惣菜のなかには、素材と調味料を別にしてある商品もあります。自分で食塩量を調整できるので便利です。使い切らず、残すことも心がけてください。

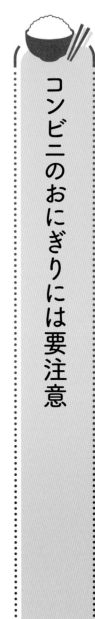

高齢の方や持病のある方は減塩前にまずは医師に相談を

減塩食は、生活習慣病を予防するうえでも有効な食事法ですが、始めるときに気をつけてほしい人たちもいます。それは、高齢の方や持病のある方です。**高齢の方が減塩に取り組むと、食の満足度を下げてしまい、逆に食を細くしてしまう可能性があります。**減塩食を始めるときは、できるだけかかりつけ医や管理栄養士のサポートを受けながら、体に無理なく取り組むようにしましょう。**高齢者の方は、食欲の維持がもっとも重要**です。急に減塩をおこなうと食欲が落ちるので、時間をかけて取り組むようにしましょう。また、高血圧以外の持病のある方も、自己流ではなく、必ず主治医の指示に従って減塩に取り組んでください。

高齢や持病のある方以外でも、**気になる人は、栄養の専門家「管理栄養士」に相談することをおすすめします。**栄養管理や減塩指導のエキスパートである管理栄養士から適切なアドバイスを受ければ、安心して減塩生活を始められます。

降圧効果が確認された「ＤＡＳＨ食」

血圧を下げる食べ方として、「ＤＡＳＨ《ダッシュ》食」もおすすめです。

ＤＡＳＨ食とは、「Dietary Approaches to Stop Hypertension」（高血圧をくい止める食事方法）の略語で、１９９０年代にアメリカで提唱された、高血圧予防・改善を目的とした食事方法です。

ミネラル（カリウム、カルシウム、マグネシウム）、食物繊維が豊富な野菜・果物、低脂肪の乳製品などのたんぱく質を積極的に摂る食事パターンを続けることで、飽和脂肪酸やコレステロールを減らし、体から余分なナトリウムの排泄《はいせつ》を促し、また血管を丈夫に保つことで、高血圧を抑えることを目指します。

海外の研究では、**高血圧の人がＤＡＳＨ食を2カ月間続けたところ、上の血圧が平均11・4㎜Hg低下した**という報告※がありました。

※ Appel LJ1,et al「A clinical trial of the effects of dietary patterns on blood pressure. DASH Collaborative Research Group.」N Engl J Med. 1997 Apr 17;336(16):1117-24

「排塩」効果がアップする鉄板食材とは？

血中のナトリウムを排出してくれるカリウム、腸内のナトリウムを排出してくれる水溶性食物繊維。この排塩栄養素が含まれる食品を効率よく摂るポイントがあります。

まずは、カリウム。

カリウムは野菜や果物、いも類、大豆製品、海藻類などに多く含まれていますが、生鮮食品に多く、加工や精製が進むと減少します。またカリウムは水溶性で、煮たり茹でたりすると水に溶け出てしまいます。**煮汁ごと食べられる料理にしたり、野菜や果物はできるだけ生のまま食べたりするほうが、カリウムを効率よく摂れます。**

次に、水溶性食物繊維。

野菜や果物などに豊富に含まれている水溶性食物繊維が、意外と摂れてないのが私たちです。まずは量を増やすこと。**食後の血糖値が気になる人は、朝食に納豆や果物を取り入れると効果的**です。

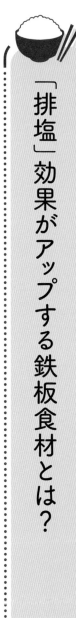

自律神経を整える食事は血圧を安定させる

血圧を下げる食べ方として覚えておいてほしいのが、自律神経を整える食事です。第1章のナトリウムを摂ると血圧が上がる理由のところで述べたように、血圧と自律神経は深い関係があります。

というのは、私たちが指示しなくても生命維持のために24時間働き続けている自律神経は、心臓の動きも血流もコントロールしてくれているからです。自律神経のおかげで、私たちは生きているといってもいいでしょう。

この自律神経には、昼間や体が活動的なときに優位になる交感神経と、夜間やリラックスしているときに優位になる副交感神経があり、スイッチングしながら、つねにどちらかが優位な状態にあります。

血圧にとって問題なのは、そのスイッチング機能が乱れて、交感神経が優位な状態が長く続くことです。なぜなら、心拍が速くなり、血管が収縮されるからです。**細く**

なった血管の中をはげしく血液が流れれば、血管に強い圧力がかかり、長く続けばそれだけ血管を傷める可能性が高くなります。

スイッチング機能の乱れを整えてくれるといわれるのが、次の4つの栄養素です。

①GABA《ギャバ》（γ《ガンマ》－アミノ酪酸《らくさん》）…GABAは脳や神経をリラックスさせる作用がある成分です。中玉のトマト1個で、1日に必要なGABAを摂取できます。

②ビタミンB6…体内にあるGABAを増やしてくれるのがビタミンB6。にんにく、魚（さけ・あじ・さんまなど）、ひれ肉などに多く含まれています。

③トリプトファン…幸せホルモンと呼ばれ、心を落ち着かせてくれる「セロトニン」の材料となるのが、トリプトファン。大豆製品、乳製品などに多く含まれます。

④ビタミンD…体内でのセロトニンづくりに欠かせないのがビタミンDです。きのこ類や内臓ごと食べられる魚（ししゃも・しらす干し）などに多く含まれます。ビタミンDは、15分程度の日光浴でも体内でつくれます。

こうした栄養素を含む食材を、減塩食やDASH食などに加えてみてください。血圧を下げる効果がさらに高まります。

水分をたくさん摂っても血圧は下がらない

水分をたくさん摂ると血圧は下がる。そう思っている方もいるようです。

はっきりいって、これは間違いです。むしろ**大量の水分摂取は、交感神経を刺激し、血圧上昇をもたらすという報告もあります。**そもそも、急激に摂取した水分の大半は尿となって排出されることになるため、血圧への影響は小さいのです。

適度な水分補給はもちろん大切なことですが、「経口補水液」には注意してください。誤解している方が多いのですが、経口補水液は熱中症の予防のためではなく、あくまでも熱中症や脱水症からの回復をサポートするためのものです。症状もないのに日常的に飲用していると食塩過多になり、なかでも高齢者は、血圧が上がりやすくなって、心不全などを引き起こすきっかけになることもあります。

夏場でも、日常の水分補給は水やお茶などで十分です。経口補水液を日常的に飲むのは、いますぐにやめましょう。間違った情報にはくれぐれもご注意ください。

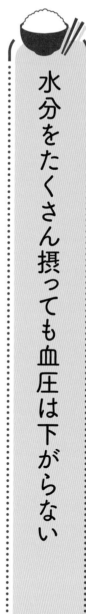

お菓子がやめられないなら、チョコレートが最適

血圧は気になるけど大好きなお菓子はやめたくない、という方にはチョコレートがおすすめです。なぜなら、**チョコレートに含まれているカカオポリフェノールには、血管を広げる作用がある**からです。

血圧が上がる原因のひとつは、血管壁の炎症などで血管が硬く、狭くなることです。カカオポリフェノールには、この炎症を軽減させる作用があり、硬く、狭くなっていた血管が広がることで血液の流れが改善し、血圧を下げるのです。

日本人を対象としたチョコレートを用いた実証実験「チョコレート摂取による健康効果に関する実証研究※」によると、**カカオ分72%のチョコレートを1日25g食べると、1カ月後には最高血圧・最低血圧ともに低下した**という結果が得られています。

とくに高血圧の人は、正常血圧の人より血圧の低下量が大きく、より効果的に作用することも報告されています。

※愛知県蒲郡市、愛知学院大学、株式会社明治により行われた実証研究

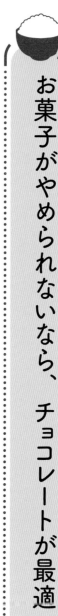

毎朝1杯のコーヒーで血圧が下がる

水を飲むことでの降圧効果はありませんが、コーヒーにはあるようです。**コーヒーが薬として期待されている成分は、クロロゲン酸**です。クロロゲン酸はポリフェノールの一種で、コーヒーの褐色や苦味、香りのもととなっています。コーヒー豆に含まれているコーヒーポリフェノール（クロロゲン酸）は、抗酸化作用により、酸化ストレスにさらされてきた血管壁を修復し、高血圧を改善することが期待されています。

このコーヒークロロゲン酸を継続的に摂取することで、血圧を下げることが報告されています。ただし、カフェインの過剰摂取を避けるためにも、1日3杯程度がよいと推奨されています。

また、**緑茶に含まれるポリフェノールの一種であるカテキンにも血圧を下げる効果がある**といわれます。2020年に発表された研究によると、緑茶の習慣的な服用には上下の血圧を1㎜Hg程度低下させる効果があったと報告※されています。

※Renfan Xu et al. Effect of green tea supplementation on blood pressure Medicine. 2020

トクホ飲料や食品は、薬ではなく、あくまでも食品

血圧に関する特定保健用食品（トクホ）には、機能成分として、ペプチド、杜仲《とちゅう》葉配糖体、酢酸、γ《ガンマ》－アミノ酪酸《らくさん》、フラボノイドなどが含まれており、国が定めた基準に沿って機能性を検証する試験が行われています。

しかし薬剤の臨床試験に比べると、試験期間や対象人数が少なく、また商品ごとに試験の精度や結果の程度には大きなばらつきがあります。

つまり「**トクホ**」**は、明らかな降圧効果が証明されて薬剤として認められた降圧薬の代わりになるものではなく、あくまでも食品**なのです。

血圧を下げる効果を期待できると謳っているトクホ飲料や食品に、過度な期待はしないようにしましょう。どれだけ飲んでも食べても、血圧が必ず下がるわけではありません。もし薬に代わるほどの効果があれば、それはトクホという食品ではなく、薬剤として認められているはずです。

血圧が上がるお酒の飲み方、上がらないお酒の飲み方

肝臓病を患っている方などは、もちろん控えなければなりませんが、高血圧の方が完全に飲酒を控える必要はありません。

ただし、その**飲み方や量には注意が必要**です。

一般的に血圧は、お酒を飲むとその後数時間低下します。

しかし**アルコール摂取量が増えたり、飲酒が習慣化したりすると、確実に血圧が上昇していきます。**冬の時期の深酒は翌日の早朝高血圧を引き起こすことになるので、とくに気をつけなければいけません。

また、飲み過ぎると高血圧のみならず、脳卒中や心房細動、睡眠時無呼吸症候群などを引き起こす可能性も高まりますし、がんの発症原因にもなり、死亡リスクも高まってしまいます。

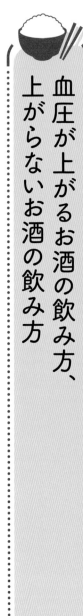

それでは、血圧に悪い影響を与えず、しかも、ほかの病気のリスクを高めないアルコールの適量はどのくらいでしょうか？

日本高血圧学会では、エタノール換算で、**男性では1日20〜30㎖（日本酒約1合、ビール中瓶1本、焼酎《しょうちゅう》0・5合、ウイスキーダブル1杯、ワイン2杯程度に相当）以下、女性は1日10〜20㎖以下に制限することを推奨**しています。

もちろんアルコールの分解能力には個人差があり、年齢や性別、体の大きさなどによって異なりますが、お酒は飲まなければならないものではありません。このことにはぜひ留意してください。

日本高血圧学会の推奨量は、「もし飲むのであれば、このくらいにしてください」という値です。もし飲む場合も、ぜひ**週に2〜3日は飲酒しない「休肝日」を設ける**ようにしましょう。

お酒の飲み方もひと工夫しましょう。

お酒を飲むと、どうしても味の濃いものや脂っこいものを好んで食べてしまうものです。そんなことをしていると、塩分の過剰摂取だけでなく、摂取カロリーも増えてしまいます。なにも口にしないのはNGですが、**おつまみや食事の食塩量には十分に注意**してください。

お酒を飲むときに絶対に避けてほしいことが2つあります。

1つは入浴直前の飲酒です。

飲酒＋入浴によって血圧が大きく低下し、入浴時の事故のおそれがあります。

もう1つが寝酒です。

寝酒は睡眠を浅くしてしまいます。寝付きがよくなる感覚があるかもしれませんが、睡眠の質は確実に下がります。

第3章

いつ食べるかで血圧は下がる

食事療法で注目されている「いつ食べるか」という時間栄養学

みなさんは、「時間栄養学」という言葉を聞いたことがありますか?

時間栄養学とは、「なにをいつ、どれだけ、どのように食べればよいのかを考える栄養学」のことです。

時間栄養学の研究が活発に行われるようになったのは、１９９７年に「時計遺伝子」が発見されてからのことです。

私たちの体には、朝起きたら活動して夜は眠る、といった1日を日々当たり前に行えるように、体のあらゆる機能をコントロールするリズム（概日リズム）が備わっています。それが、２０１７年のノーベル生理学・医学賞でも話題になった「体内時計」です。

ところが、人間の体内時計は1日24・5時間と、地球の自転周期である24時間より少し長いのです。そのため、毎日そのズレをリセットする必要があります。その役割を担っているのが時計遺伝子です。

時計遺伝子がうまく働かずリセットできないと体内時計が乱れ、疲れがとれない、よく眠れない、太るなど、体に不調が現れるようになります。

この時計遺伝子に作用することがわかっているのが、食事です。

時間栄養学から考える健康的な1日の食事時間とは、起床から2時間以内に朝食を摂り、朝食から12時間以内に夕食を済ませることです。夕食がどうしても遅くなってしまう場合は、夕方に軽食を摂り、遅めの夜の食事は少なくする分食にすることとされています。

最近の時間栄養学では、こうした「いつ食べるか」という食のリズムだけでなく、「なにをどれだけ、どのように」食べると効果的なのか、という研究も進められています。

そして、今回は、その**時間栄養学に基づいた血圧を下げる食べ方**も紹介したいと思います。なにを控えて、なにを摂るかだけでなく、**いつ食べるかまで意識すると、血圧をさらに下げることが可能**になります。

朝食にたんぱく質を摂ると血圧が下がる

時間栄養学に基づいた研究はまだ始まったばかりですが、早稲田大学先端生命医科学センターの柴田《しばた》重信《しげのぶ》氏らの研究によって、いくつかのことがわかってきました。

研究によると、**朝食でのたんぱく質の摂取が血圧の抑制に関係している**ことがわかりました。また、**朝食時にたんぱく質である牛乳を飲むことが、高齢者の血圧を下げる効果を期待できる**とされています。

例えば、朝起きて数時間の間に、「モーニングサージ」と呼ばれる瞬間的な高血圧状態が起こる場合があります。

高血圧症の方がモーニングサージを起こすと、心筋梗塞《こうそく》や狭心症などの心血管系の病気を発症してしまう可能性があります。このような血圧の上昇も、朝食時に牛乳を摂ることで防止できると考えられています。

それは、**牛乳に含まれるたんぱく質が消化されることで生み出される「乳ペプチド」が、血圧を上昇させるアンジオテンシン変換酵素（ACE）を阻害する作用がある**ためではないかと推測されています。

時計遺伝子は、大きく「中枢《ちゅうすう》時計遺伝子」と「末梢《まっしょう》時計遺伝子」の2種類に分けられ、2つに同時に作用することで、体内時計が正しくリセットされるといわれます。中枢時計遺伝子に作用するのが朝の太陽光で、末梢時計遺伝子に作用するのが食事や運動などです。

つまり、**カーテンを開けて朝日を浴び、朝食を摂る。**

そうすることで、体が目覚め、正しい代謝が行われ、すっきりと1日をスタートさせることができます。

血圧が気になる人は、その朝食に、たんぱく質が含まれる食品を加えましょう。先ほどの牛乳もいいですし、ヨーグルトやチーズなどの乳製品や卵料理、バナナやキウイフルーツなどの果物、納豆などもいいでしょう。それだけで、高血圧症の方にとって危険な朝を回避することができます。

血圧を抑えたいなら昼食には食物繊維とカリウムを含む食材を

減塩食に取り組むときに意識してほしいのは、とくに朝食と昼食でしっかり減塩することです。というのは、**体内に取り込まれたナトリウムは、朝や昼に比べて、夕食後の尿に含まれて排泄《はいせつ》されやすい**からです。

柴田氏らの研究で明らかになったのは、**昼食にカリウムと食物繊維が多い食品を摂取することが血圧抑制に関係している**ことでした。

カリウムと食物繊維は、二大排塩栄養素。朝昼夜、どこで摂っても降圧効果を期待できる栄養素ですが、積極的に摂るなら昼食がより効果的といえるでしょう。

ランチで外食するときは、カリウムが豊富に含まれる緑黄色野菜やバナナなどの果物、海藻類、きのこ類、水溶性食物繊維が含まれる野菜類、穀類、豆類、きのこ類などが摂れるメニューを意識的に選ぶようにしましょう。

夕食の高カロリー、高脂肪食は高血圧の引き金になる

柴田氏らの研究によると、夕食の摂取エネルギー、脂質量、飽和脂肪酸、コレステロールは、すべて血圧の上昇に関係していることが報告されています。つまり、夕食は、食べ過ぎはもちろんのこと、血圧が上がる栄養素はできるだけ控えることが肝心だということです。

また、長崎大学の松《まつ》尾《お》朋博《ともひろ》氏らの研究によると、夕食に限定されるわけではありませんが、塩分の摂取量が減ると夜間頻尿の回数が減り、摂取量が増えると回数も増えたという報告があります。夜間頻尿で睡眠の質が悪くなると血圧が高くなる一因になるので、塩分摂取量が増えやすい夕食は注意が必要です。

血圧が気になる方は、飽和脂肪酸の多い動物性脂肪や脂身の多い肉類、加工肉、さらにコレステロールの多い魚卵やレバーを摂るのは控え、脂質を摂りたいときは魚の油や植物油を優先するようにしましょう。

血管にやさしい食べ方の順番がある

食べ方の順番によって血管を弱らせることもあるので注意しましょう。

みなさんは、血糖値のことを気にしたことがありますか?

血糖値とは、ブドウ糖の血中濃度のことをいいます。血糖値は、通常、すい臓から分泌《ぶんぴつ》される「インスリン」というホルモンの働きによって、食事を摂っていったんは数値が上がっても、時間の経過とともに適正な濃度に調整されます。

血糖値の変動は、ゆるやかなカーブを描きます。

ところが、食べ方によって、この変動が急激になることがあります。**食後の血糖値が急上昇し、急降下するのです。この現象を「血糖値スパイク」**といいます。

血糖値スパイクが起きると、瞬間的に血管内にブドウ糖があふれ、血管にダメージを与えることになります。血糖値スパイクをくり返すと動脈硬化を引き起こし、心筋梗塞《こうそく》や脳卒中による突然死のリスクが高まると考えられています。

食後の血糖値が急上昇する「血糖値スパイク」

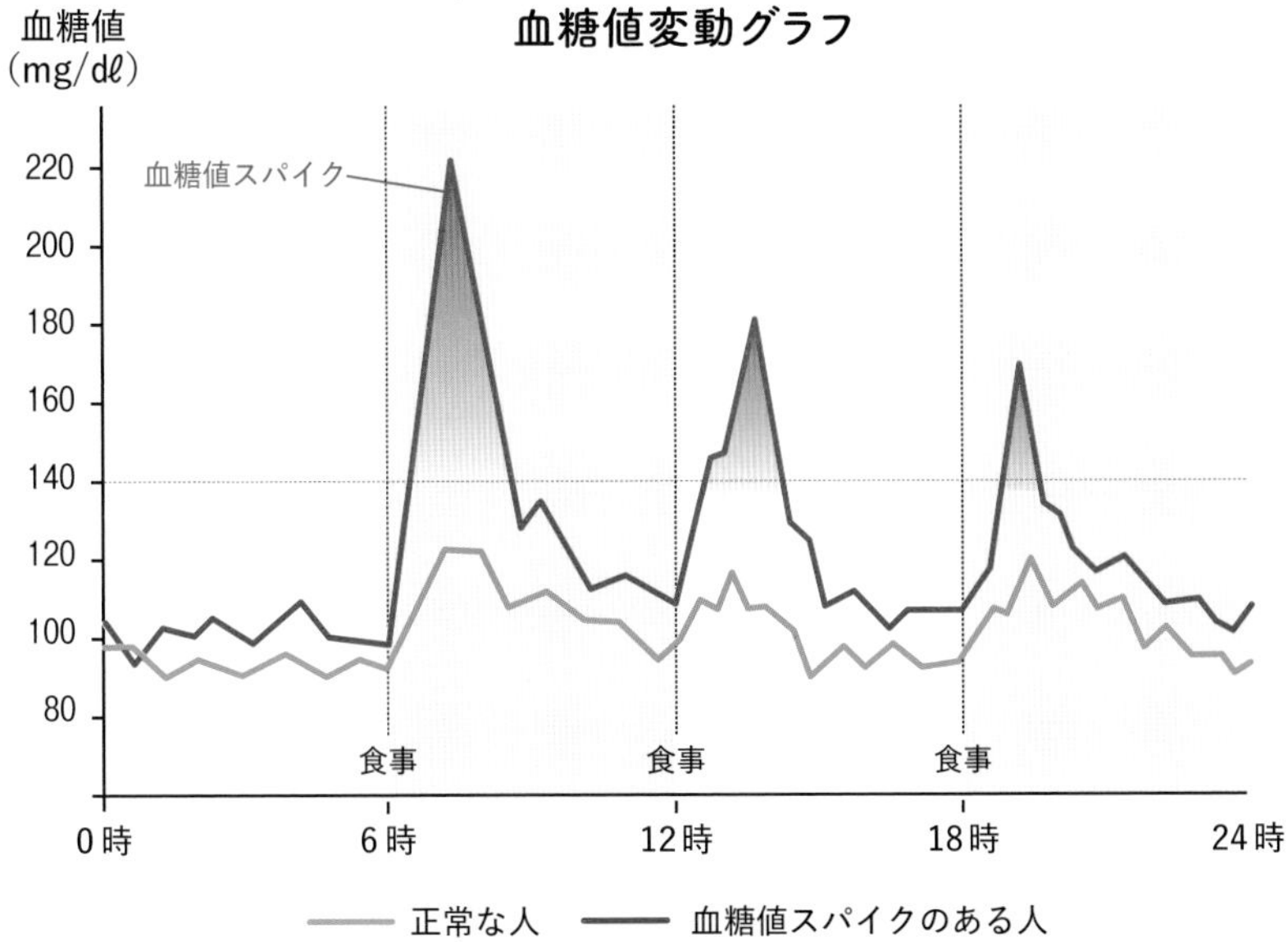

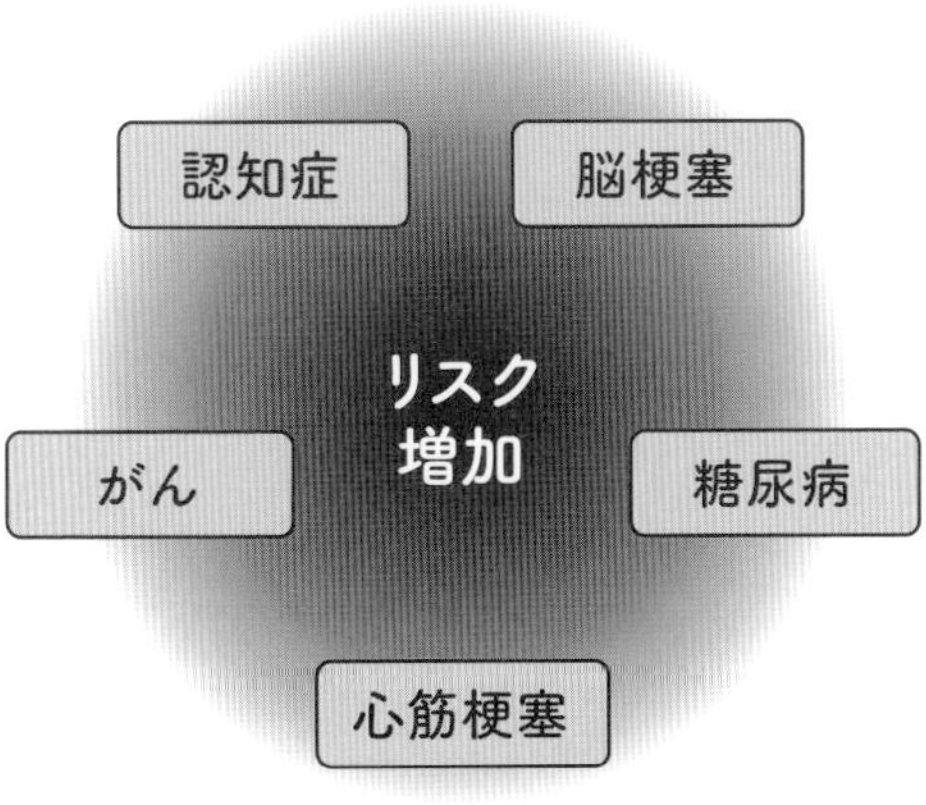

血糖値スパイクが怖いのは、健康診断の結果ではわからないことです。というのは、血糖値は血糖値スパイクを起こしても時間が経過すると安定してくるため、食後の高血糖が発生していることに気づかないからです。

安静時血糖値が基準内だからといって安心してはいけません。血糖値スパイクが起きている可能性があります。

この血糖値スパイクを避ける簡単な方法は、食べる順番を変えることです。**炭水化物を最後に食べる。**それだけです。

健康的な食事習慣として「ベジファースト（野菜を最初に食べる）」がありますが、とくに野菜にこだわることはありません。**炭水化物以外なら、肉から食べても、魚から食べても糖質の吸収はゆるやかになります。**

食べる順番を変えるだけで血管にやさしい食べ方になるのですから、すぐに実践しましょう。それだけで高血圧になるリスクを下げるだけでなく、動脈硬化のリスクも下げることになります。

第4章

いくつになっても
血圧は
高くないほうがいい

高血圧は無症状。これがもっともやっかいな症状

第1章の冒頭で述べたように、高血圧を放っておくと、致命的な病気を発症するリスクを高めるだけでなく、健康的に生活できる時間を短くすることになります。第4章では、改めて高血圧について解説していくことにしましょう。

まず、血圧とはなにかについてから始めましょう。

血圧とは、心臓から送り出された血液が、血管壁の内側から与える圧力（内力）のことをいいます。

血管の内側からの内圧のことですから、正確に血圧を測るには、血管に針を刺す必要があります。しかし、これはとても日常的に気軽に行うことはできません。そこで一般的には、上腕動脈の血圧を腕の外から測定したものを血圧と呼んでいます。

血圧のしくみ

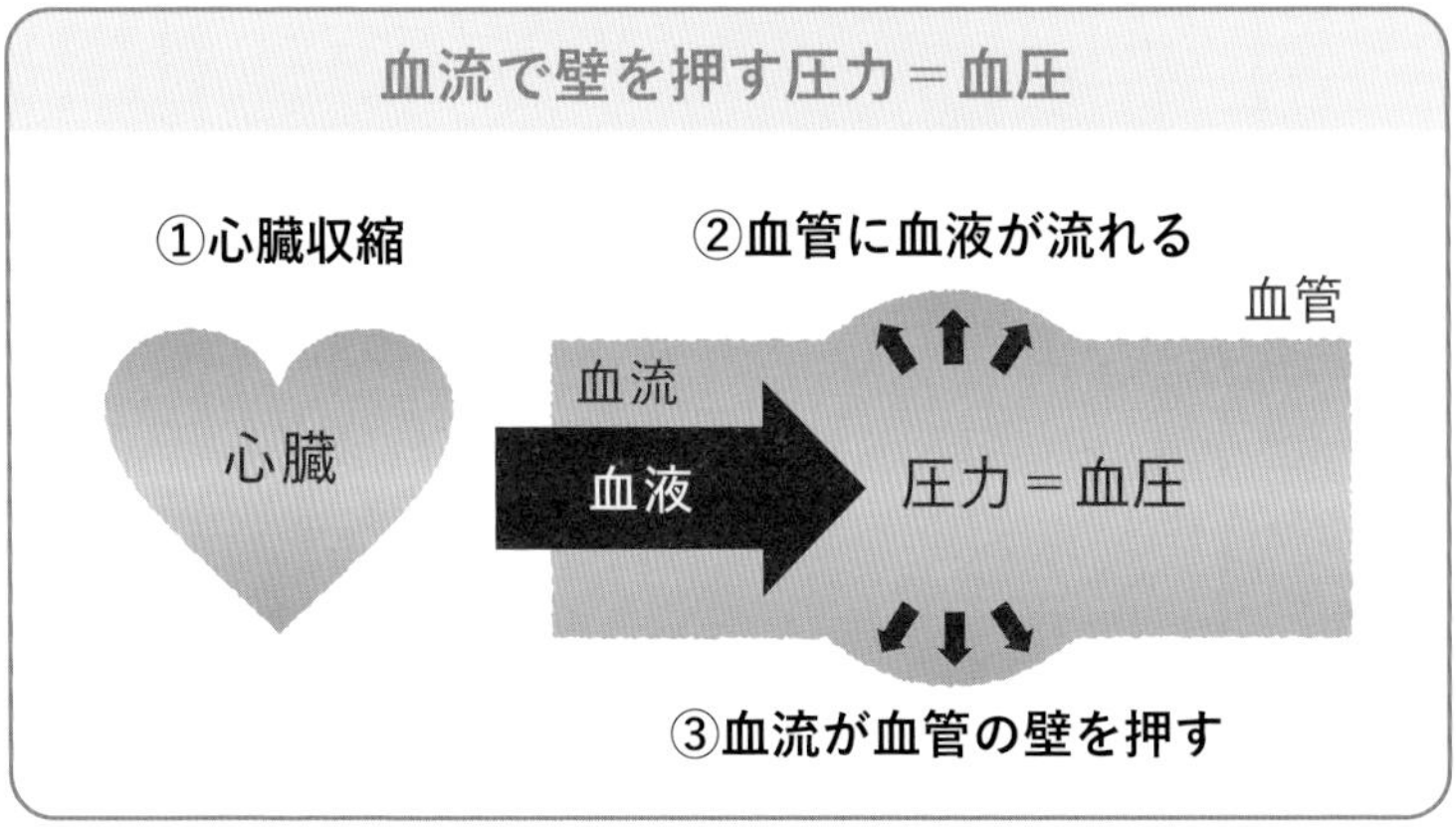

血圧を測定すると、みなさんご存じだと思いますが、上と下の数値が出てきます。

高いほうが「上の血圧」で、これは血液を全身に送る心臓がギュッと収縮して、全身に向かって一気に血液を送り出すときに動脈にかかる圧力を示しています。心臓が収縮したときの血圧ということで「収縮期血圧」とも、血圧の最高値から「最高血圧」とも呼ばれます。

一方、低いほうの血圧が「下の血圧」で、心臓が拡張して血液を取り込み、再び収縮する直前の、もっとも低くなった血圧のことを指します。心臓が拡張したときの血圧ということで、「拡張期血圧」とも、血圧の最低値から「最低血圧」とも呼ばれます。

上下両方はもちろんのこと、どちらか一方が高い場合も高血圧と診断されます。

血圧が高いとは、つねに血管に強い圧力がかかっている状態ということです。血管にとっては異常なことが起きているのですが、残念ながら自覚症状はあまりありません。

高血圧は無症状。

これが、もっともやっかいな症状なのです。

高血圧でも生活に影響がないのですから、放っておく人が多いのは無理もありません。それが理由かもしれませんが、現在、日本には約4300万人の高血圧症の患者がいると推測されています。

しかも、そのうち血圧を適切にコントロールされているのは約1200万人で、残りの約3100万人は管理されていないといいます。また、高血圧を認識していても、治療を受けていない人が約450万人もいるといいます。

それで、突然、脳出血や脳梗塞《こうそく》、心筋梗塞や狭心症などの致命的な病気を発症する。高血圧は、まさにサイレントキラーといえます。

「高血圧」とはどういう状態？

血管に強い圧力がかかる原因をつくるのは、血管内を流れる血液の量と血管そのものの状態です。**血液の量が増えれば圧力は高くなるし、血管が細くなったり、狭くなったり、弾力がなくなったりすると、やはり圧力が高くなります。**

そして、血圧の数値がある一定の基準を超えると、高血圧と診断されます。日本高血圧学会によると「医療機関で測定した値（診察室血圧）が１４０／90㎜Hg以上、または家庭で測定した値（家庭血圧）が１３５／85㎜Hg以上である場合」（成人における定義）と定義されています。

なお、上と下の血圧のどちらか一方が基準に達している場合は、高いほうが優先されるため、高血圧と判断されます。また、診察室血圧と家庭血圧で結果が違った（差がある）場合は、家庭血圧による高血圧診断を優先します。つまり、**健診や診察室の血圧よりも、自宅で測定する家庭血圧のほうが極めて重要**なのです。

高血圧状態とは、血液量が多くなるか、血管の中が狭くなるか

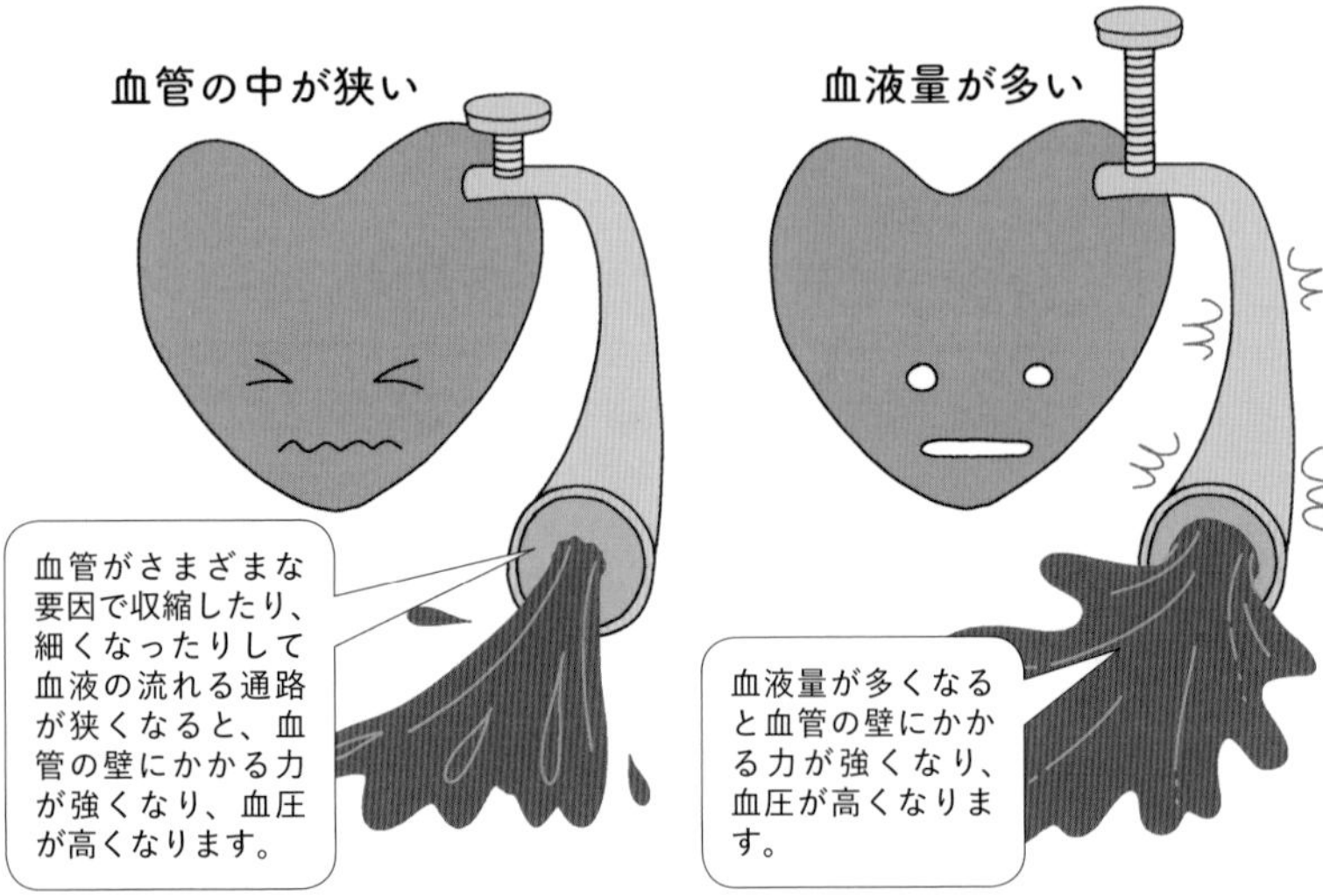

血管の中が狭い
血液量が多い
血管がさまざまな要因で収縮したり、細くなったりして血液の流れる通路が狭くなると、血管の壁にかかる力が強くなり、血圧が高くなります。
血液量が多くなると血管の壁にかかる力が強くなり、血圧が高くなります。

血管の状態が悪くなるとは?

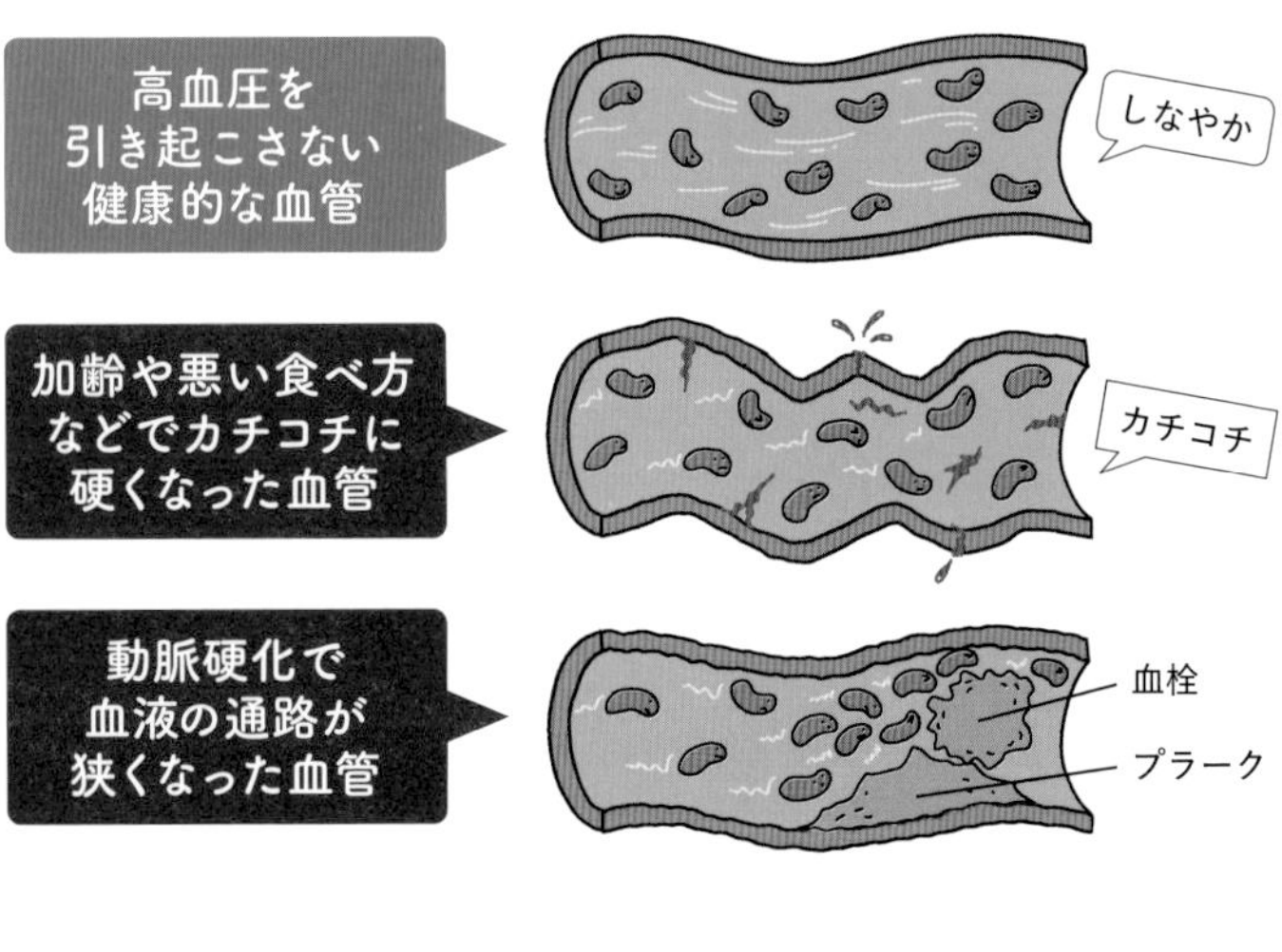

高血圧を引き起こさない健康的な血管
しなやか
加齢や悪い食べ方などでカチコチに硬くなった血管
カチコチ
動脈硬化で血液の通路が狭くなった血管
血栓
プラーク

そもそも、どうして2つの基準を用いて定義されているのかというと、血圧は測定する環境で数値が変わることがあるからです。

代表的なもののひとつが、「仮面高血圧」。

仮面高血圧とは、医療機関で測定しても高血圧にならないが、家庭で測定すると高血圧になるという高血圧のことです。

健康診断や医療機関での診療時には見つけられないこの高血圧は、心筋梗塞《こうそく》などの発症率が非常に高く、肥満や多飲酒の人、喫煙歴の長い人、ストレスが多い人、食塩を多く摂る人などに多く見られます。

もうひとつは、「白衣高血圧」。

仮面高血圧とは逆に、医療機関で血圧を測定すると高いのに、自宅で測定すると低くなる高血圧のことです。

この白衣高血圧の5人に1人は、3年以内に診察室でも家庭でも基準を上回り、つねに血圧が高い「持続性高血圧」に移行することが明らかになっています。また糖尿病のリスクも大きいことがわかっているため、注意深く経過観察が必要な高血圧と考えられています。

健康診断の数値に安心してはいけない。血圧は日内変動している

健康診断の数値が基準値を超えていないから安心。と、短絡的に考えてはいけないのが、血圧です。

血圧は測定する環境で変わるだけでなく、そもそも、高血圧の人に限らず、正常な血圧の人であっても、血圧はつねに変動しています。

成人の場合、心臓の拍動回数は安静時で1分間に60～70回といわれます。1日に約10万回です。その度に生じるのが血圧で、その数値も変わります。

1日単位の日内変動をみると、正常な血圧パターンの場合、睡眠中の血圧は低く、起床とともに上昇していきます。日中の活動時間では血圧は高くなり、活動量が低下する夕方から夜にかけて、再び血圧は低下していきます。

このリズムが基本となりますが、日中の活動中、ただ血圧が上昇するのではなく、

昼間は高く、夜は低い。血圧は1日のなかで変動する

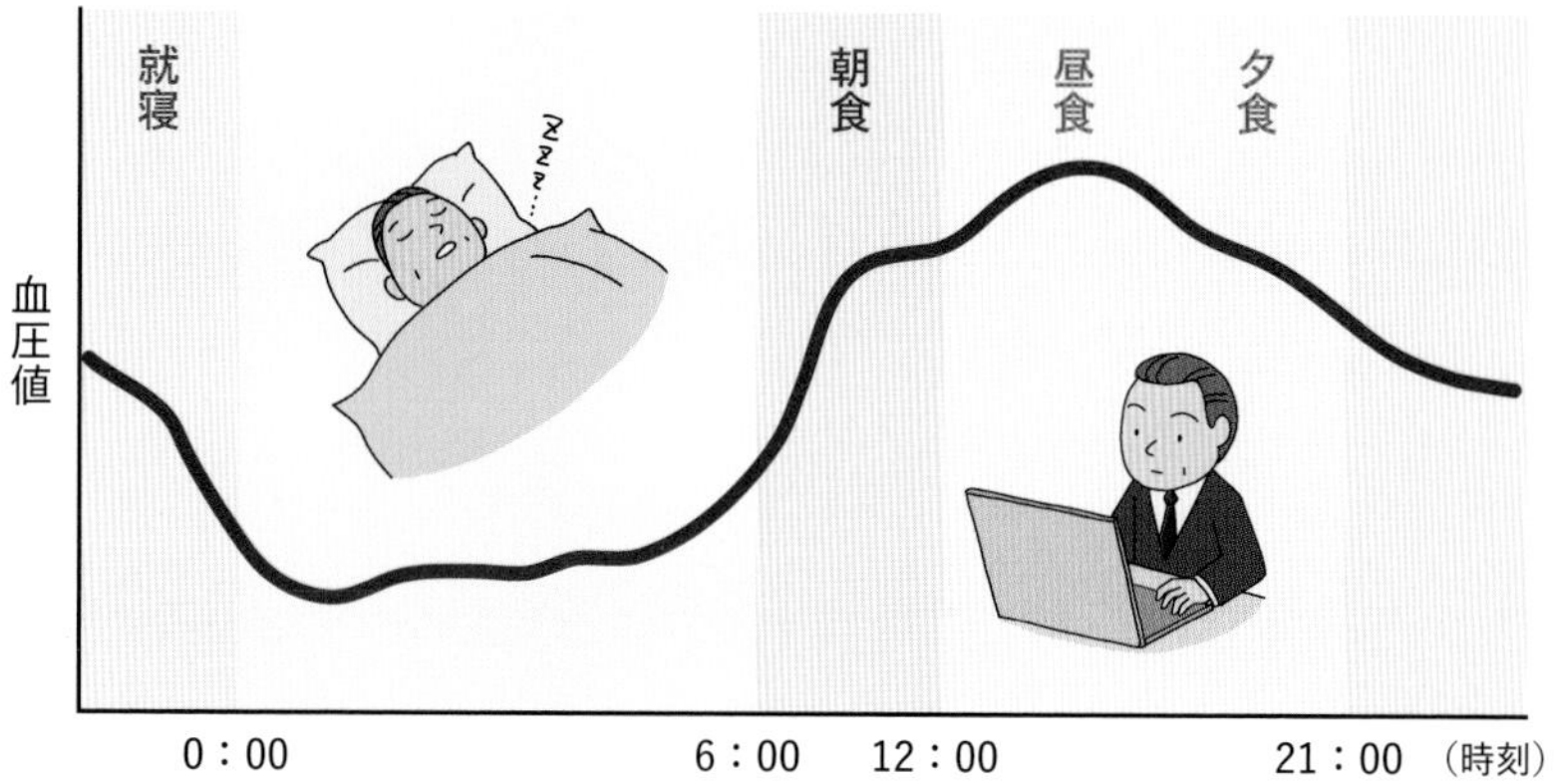

さまざまな身体活動やストレス、さらに暑さや寒さなどの環境の影響を受けて、上がったり下がったりをくり返しています。

また、日内変動だけではなく、１週間単位でみると、週のはじめである月曜の朝に血圧が高くなる「日間変動」や、気温の下がる冬に血圧が上がり、夏に低くなる「季節性変動」などもあり、さまざまな環境の変化を受けて変動し続けているのが血圧です。

ある意味、血圧とは、心身や環境の変化を敏感にセンシングする「バイオマーカー（生体指標）」なのです。

日内変動で注意したいのが、ある時間帯だけ高血圧になるパターンです。時間帯によって、①「早朝高血圧」、②「昼間（職場）高血圧」、③「夜間高血圧」という3つのタイプに分類されます。これらは、つねに血圧が高い持続性高血圧と同等か、それ以上に脳や心臓、腎臓《じんぞう》といった臓器にダメージを与えたり、循環器疾患《しっかん》による死亡のリスクを高めたりすることが明らかになっています。

3つのタイプについて、それぞれの特徴を紹介しましょう。

①早朝高血圧タイプ

文字どおり、朝（起床時間帯）の血圧が高いタイプです。昼間は正常血圧に戻るため、健康診断や医療機関での外来で見つけられなくても、家庭血圧測定で確実に見つけることができます。

この早朝高血圧には、**朝方に急激に血圧が上昇する「モーニングサージ型」**と、就**寝中の高血圧が朝まで持続する「夜間高血圧持続型」**があります。

モーニングサージ型は、主には動脈硬化の影響で血圧の調整がうまくいかず、起床時に急激な血圧上昇を起こします。朝方に心筋梗塞や脳卒中を引き起こすきっかけとなる高血圧です。

夜間高血圧持続型は、就寝中の高血圧が朝まで続くタイプで、長く高血圧状態が続くため、心臓への負担が大きく、動脈硬化がより進行しやすくなります。

②昼間（職場）高血圧タイプ

日中、職場や家庭などで強いストレスを受けて血圧が上がるタイプです。

肥満の人や高血圧の家族がいる人に多いことが知られています。あと、喫煙者や、仕事や家庭のストレスの多い場合も要注意です。

現場を離れてストレスから解放されると正常値に戻るため、健康診断でも、朝晩の家庭血圧測定でも見つけにくいタイプといわれています。

そのため、このタイプの疑いのある人は、主に「24時間自由行動下血圧測定（ABPM）」と呼ばれる特殊な血圧計を装着し、医師の指導のもと、24時間血圧を測定する方法を採用することが多くなります。

昼間の特定の環境下のみ高血圧になるタイプがあることも覚えておいてください。気になる人は、昼間に職場での血圧測定を習慣にしましょう。現状では、それがもっとも簡便な方法です。

③夜間高血圧

本来下がるはずの夜間に血圧が高くなるタイプで、夜間就寝中の平均血圧が120／70㎜Hg以上となる場合をいいます。腎臓に持病のある人、糖尿病の人、不眠症や睡眠時無呼吸症候群といった睡眠障害のある人、食塩を多く摂取する人などに多くみられます。夜間尿が多い方も要注意です。

この夜間高血圧は、昼間（職場）高血圧タイプよりも、脳卒中や心筋梗塞、とくに心不全の発症リスクが高く、また認知機能や慢性腎臓病にも影響を与えることがわかっています。

最近では、睡眠を妨げずに就寝中の血圧を自動で測ることのできる精度の高い手首式の家庭血圧計も登場していて、夜間高血圧を把握・管理しやすくなりました。ぜひこうした新しい家庭血圧計も活用しながら、血圧管理を実行してみてください。

「血圧サージ」が重なる冬の朝は、とっても危険

血圧が急激に上昇して、心臓や血管にダメージを与えるような大きな血圧変動を、「血圧サージ」といいます。日内変動や日間変動、季節変動を含めて、こうした血圧サージが生じる時間帯が重なったときに、脳卒中や心筋梗塞《こうそく》といった循環器疾患《しっかん》の発症リスクが高まると考えられています。

例えば、循環器疾患による冬期の死亡率は、暖房や防寒が不十分な場合ほど高くなるといわれています。寒い日の外出時に防寒するのはもちろんのこと、日本の家屋においては、とくにトイレや脱衣所、浴室、洗面所などの暖房が不十分になりがちなので、家屋内でもできるだけ急激な気温差をつくらないようにすることが大切です。

なかでも冬期は、とくに早朝の血圧が高くなりがちです。**この冬期の早朝血圧の上昇は「ウィンターモーニングサージ」と呼ばれ、冬期の循環器疾患の発症リスクになり、たいへん危険です。**

高血圧は認知症の引き金にもなる

高血圧は、「脳血管性認知症」の危険因子であることが明らかになっています。つまり、高血圧は認知症の原因にもなるのです。

脳血管性認知症とは、脳の血管障害によって引き起こされる認知症です。その多くが、高血圧によって引き起こされるおそれのある脳卒中によるものです。

脳卒中とは、脳梗塞《こうそく》・脳出血・くも膜下出血の3つの脳血管疾患《しっかん》の総称です。そして、いままで述べてきたとおり、高血圧により脳血管の動脈硬化の進行によって起こりやすくなり、血管が詰まったり、破れたりすることで発症してしまいます。その結果、周囲の神経細胞がダメージを受けてしまいます。

脳には、栄養や酸素を運ぶため、血管が樹木の枝や幹のように張り巡らされています。しかし、脳血管に障害を受けると、その役目を担うことができなくなり、結果、

血圧が高くなると、脳血管性認知症のリスクが高くなる

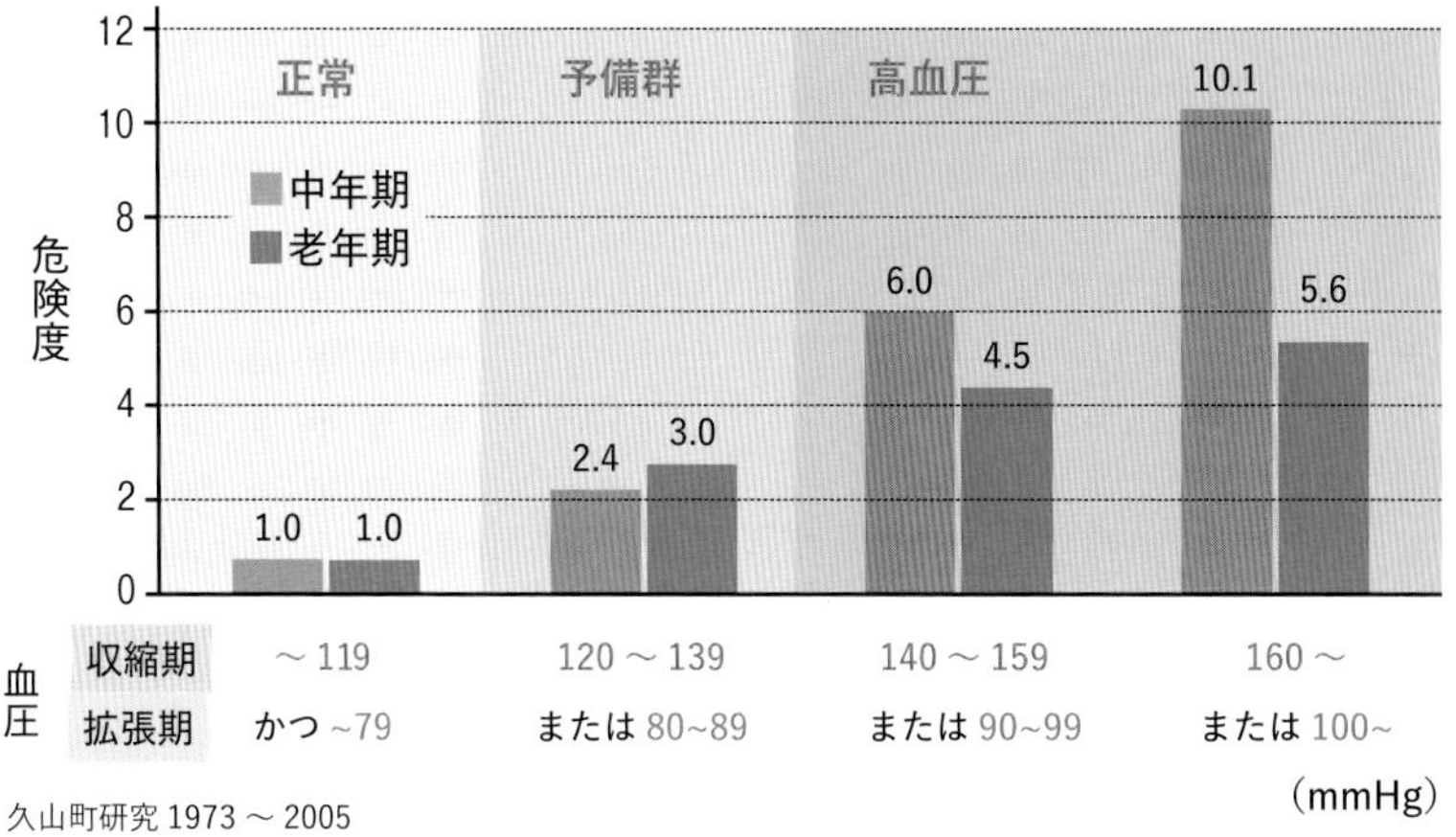

久山町研究 1973～2005

脳の細胞に酸素や栄養が送られなくなるため、脳細胞が壊れ、脳機能（認知機能）の低下など、さまざまな症状が現れます。その1つが脳血管性認知症なのです。

また最近では、物忘れから始まる認知症の一種であるアルツハイマー病についても、高血圧との関連性が複数報告されています。

若年期の高血圧は中年期の認知機能低下の危険因子となり、中年期の高血圧は高齢期の認知機能低下の危険因子となることがわかってきています。つまり、若い時期からの高血圧対策は、認知症予防にもなるということです。

自分の血圧の状態を正しく知るには、血圧測定を1週間継続する

血圧はつねに変動しています。健康診断や医療機関で1回測るだけでは、本当に高血圧かどうかを判断することはできません。偶然高く（低く）なっている場合もあるでしょうし、ほかの時間帯では低く（高く）なっている場合もあります。

そこで習慣にしてほしいのが、自宅での血圧測定（家庭血圧）です。**自宅ならリラックスした状態で測定できるため、「本当の血圧」を知ることに適している**ともいえます。また、自宅なら、起床直後や就寝前など、いろいろなタイミングで測定することができます。

それでは、家庭血圧における測定方法と注意点についてです。

まず、測定機器は、**もっとも簡単で正確なのは「上腕式血圧計」**です。

医療機関でも上腕を測定しますし、日本高血圧学会も上腕式の家庭血圧計を推奨し

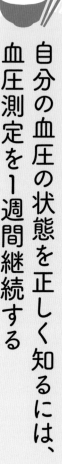

ています。できればカフ（腕帯）を巻くタイプのほうが、測定時に体が傾かず、より正確に測定できます。

動作や情動にともなって容易に変動する血圧を自宅で正しく測定するには、ちょっとしたコツがあります。次のポイントに注意しながら測定しましょう。

①測定のタイミング

原則として、朝と晩の2回。朝は、起床から1時間以内に測定します。必ずトイレの後で、朝食や服薬の前に測りましょう。晩は、食事や入浴を済ませ、後は寝るだけというタイミングで測定します。晩の測定がむずかしいようであれば、まずは朝だけでも測定し、できるだけ継続するように取り組みましょう。

②室温と姿勢

22～23度くらいの快適で静かな部屋で、背もたれつきの椅子に座り、リラックスした状態で測りましょう。

③測定部位（上腕式の場合）

素肌または薄着の上から、カフ（腕帯）の中心が心臓の高さになるように上腕に巻いてください。高さが合わないときは、前腕の下にタオルなどを入れたり、お尻《しり》の下に座布団を敷いたりして調整してください。なお前腕は机に置いてリラックスし、カフの下端がひじにかからないようにします。

測定する腕は、原則、利き手と反対側の腕です。

④測定前・測定中

会話を控え、足を組まずに体の力を抜いて、1～2分安静にした後、測定を開始します。

⑤測定回数

自宅で血圧を測定する場合は、原則2回。最初の測定から1分おいて、2回目の測定を行います。2回の平均値を「今日の血圧」とします。測定値は、朝、晩すべて記録しておきましょう。

血圧の正しい測り方

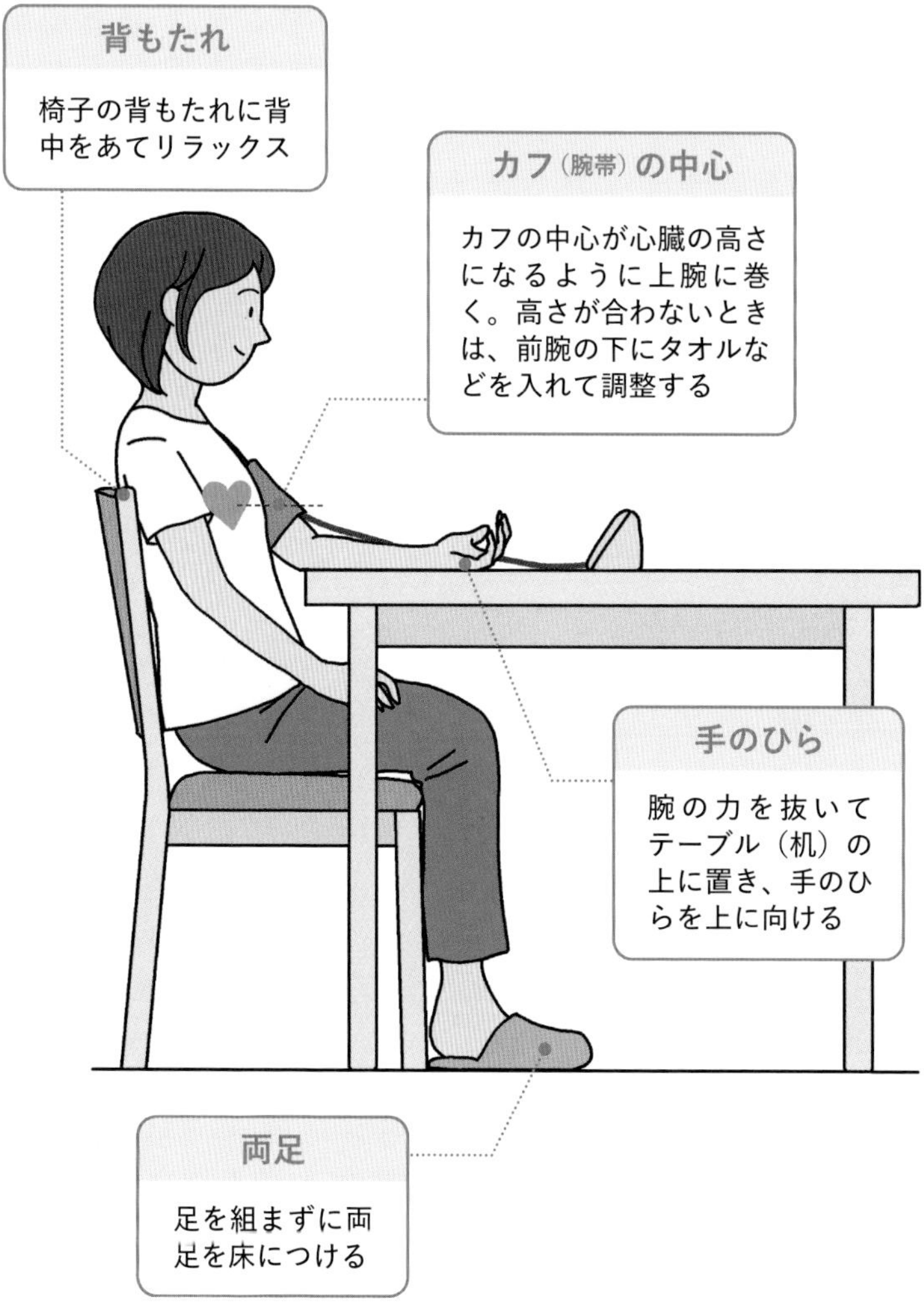
背もたれ
椅子の背もたれに背中をあてリラックス
カフ（腕帯）の中心
カフの中心が心臓の高さになるように上腕に巻く。高さが合わないときは、前腕の下にタオルなどを入れて調整する
手のひら
腕の力を抜いてテーブル（机）の上に置き、手のひらを上に向ける
両足
足を組まずに両足を床につける

まずは1週間の朝・晩のそれぞれの平均値を出してみましょう。それが現在のあなたの「本当の血圧」です。

原則は朝と晩の2回ですが、できれば昼間（職場や家庭）も測定することをおすすめします。

また、例えば、夫婦げんかの後、喫煙や飲酒の後、暑い日や寒い日、眠れない深夜など、ことあるごとに測定すると、自分がどんなときに血圧が上がるのかが見える化できます。そうすることで、血圧が上がる行動や環境などに注意することができ、血圧の管理に取り組みやすくなります。

血圧測定のアドバイスとして、最後にもう1点。それは、**1回1回の測定値に一喜一憂しない**ことです。

血圧は心身の状態や環境の影響を受けやすく容易に変動するものです。測定値にその都度とらわれず、一定期間の平均値をみることが大切なのです。数値が高くても低くても、ありのままの数値を記録していきましょう。

第5章

食べ方を変えると血圧がみるみる下がる

～体験談～

Aさん
42歳 男性

徹底した減塩食と散歩で血管年齢が15歳も若返った！

早朝家庭血圧
150／95㎜Hg ↓ 130／80㎜Hg

夜中に目を覚ますことが多く（中途覚醒《かくせい》）、昼間に眠気に襲われることも多いという理由で来院されたＡさん。

血圧は、診察室血圧が１６５／１０５㎜Hg、早朝家庭血圧が１５０／95㎜Hg、就寝前家庭血圧が１３０／80㎜Hg。早朝高血圧です。ＣＡＶＩ（血管の硬さから判断する指標）で血管年齢を調べたところ、65歳相当でした。

中途覚醒ということで睡眠ポリグラフを施行したら、やはりというか睡眠時無呼吸症候群と診断されました。

さらに、Ａさんは、ヘモグロビンＡ１ｃは7・5％、中性脂肪値は３２０、ＬＤＬコレステロール値は１６０、ＨＤＬコレステロール値は30、尿酸値は８・２と糖尿病、脂質代謝異常、高尿酸血症も認められました。

尿検査から推定した１日の塩分摂取量は、15ｇと目標レベルの２倍以上でした。

Ａさんは40代前半なのに、体はボロボロです。

原因は、５年間で体重が17kgも増えた95kgの肥満にありました。

まずは睡眠時無呼吸症候群の改善のためにＣＰＡＰ（持続陽圧呼吸療法）と薬物治療を勧めましたが、本人の希望で食事と軽い運動療法で治療をスタート。

奥さまの全面的協力を得て、１日20分の夕食後の散歩に加え、徹底した減塩、夜間の炭水化物を減らしカロリー制限、コレステロール制限、野菜の量を増やし、食事の順番も野菜から時間をかけて食べることを徹底しました。

すると、半年で7kg、1年で12kgの減量に成功し、血圧も早朝家庭血圧が１３０／80㎜Hgに低下し、血管年齢も15歳低下しました。さらに尿検査から推定した１日塩分摂取量は６・５ｇと、減塩にも成功したのです。

食事と運動による効果は、それだけではありません。

ヘモグロビンＡ１ｃは5・6％、中性脂肪値は１００、ＬＤＬコレステロール値は１４０、ＨＤＬコレステロール値は45、尿酸値は6・2と、すべての異常が改善。良好に推移したことから、Aさんは、体重の維持、早朝血圧135／85㎜Hg未満を自己管理目標とし定期診療を終了し、1年後の再診となりました。

ドクター苅尾のコメント

Aさんは、肥満・メタボリックシンドロームをベースに糖脂質代謝異常と高尿酸血症が生じ、閉塞《へいそく》性睡眠時無呼吸症候群までも合併していた高血圧患者です。

すべての悪の根源は、肥満。肥満は腎臓からの食塩排泄《はいせつ》を低下させ、食塩感受性を増強します。したがって、肥満の人は、適切な体重の患者さんに比べ、同量の食塩を摂取していても、循環血液量が増加し、血圧がより上昇しやすくなります。

Aさんは、悪の根源、肥満の徹底した改善と減塩に成功したことで、非薬物療法のみで、血圧のみならず、すべての異常が改善したチャンピオンケースといえます。

Bさん
55歳 男性

早朝の脳卒中のリスクが3カ月で下がった！

早朝家庭血圧
172／100㎜Hg
↓
130／78㎜Hg

Bさんは、健康診断で高血圧と肝障害を指摘されたため来院されました。血圧と肝臓の数値を再度測ってみたところ、診察室血圧が155／95㎜Hg、早朝家庭血圧が172／100㎜Hg、γ《ガンマ》-GTP150、AST85、ALT78と、やはり高い数値です。

Bさんは、3年前からの単身赴任で外食が多くなったのが原因ではないかと考えていました。管理職のBさんは、付き合いもあり、アルコールはほぼ毎晩4〜5合飲酒し、そのまま寝ていたといいます。

さすがにまずいと思ったBさんでしたが、診療後は、外食メニューを工夫し、自炊を取り入れるなど食事を改善。さらに禁酒。おかげで**3カ月後には、診察室血圧135／85㎜Hg、家庭血圧（早朝）130／78㎜Hgに改善**しました。その後、飲酒を再開しましたが量を1〜2合程度にとどめており、家庭血圧もコントロール良好です。

ドクター苅尾のコメント

Bさんは、アルコールの多飲とそれにともなう塩分の多いおつまみにより、脂肪肝を合併した早朝高血圧患者でした。アルコールの多飲は早朝高血圧を示すのが特徴で、早朝の脳出血のリスクが高くなります。

Bさんは、禁酒と食事療法により、肝障害と早朝高血圧の改善に成功しました。

Cさん
50歳 女性

ホットフラッシュ（顔のほてり）軽減に成功！

早朝家庭血圧
145／95㎜Hg ↓ 130／80㎜Hg

ホットフラッシュ（顔のほてり）が気になって来院したCさんは、降圧薬で治療中の高血圧患者でした。診察室血圧は135／85㎜Hgなのに、早朝家庭血圧は145／95㎜Hg。ほてりを自覚するさいは、170／100㎜Hgになることもありました。

減塩食を中心とし、カリウムに加え、ほかのミネラルや食物繊維をより多く摂る食事療法に加え、心拍数が100～120程度に上昇する定期的な運動に取り組んでもらいました。すると、**ホットフラッシュは軽減し、早朝家庭血圧は130／80㎜Hg程度に安定**するようになりました。

ドクター苅尾のコメント

Cさんは、診察室血圧と家庭血圧が異なる仮面早朝高血圧です。カルシウム拮抗《きっこう》薬はホットフラッシュの増悪因子となることから中止。非薬物療法を徹底することにより、薬剤を中止したにもかかわらず、早朝家庭血圧も良好にコントロールされました。

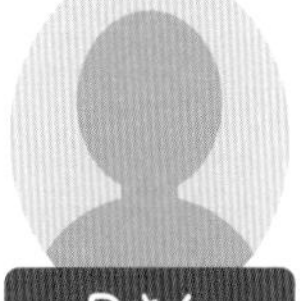

Dさん
75歳 男性

徹底した減塩効果で早朝血圧が安定！

早朝家庭血圧
150㎜Hg → 130／80㎜Hg

Dさんは68歳のときに脳卒中を発症し、降圧薬を服用していましたが、最近、早朝家庭血圧の上が150㎜Hgを超えることが散見されるということで来院しました。徹底した減塩を中心とした食事療法を指導したところ、早朝血圧は平均で130㎜Hg、また常時140㎜Hg未満となり、血圧が安定しました。

ドクター苅尾のコメント

Dさんは、脳卒中の既往がある腎《じん》機能軽度障害を伴う高齢の高血圧患者でした。加齢による軽度の腎機能低下は食塩感受性をもたらすことから、より徹底した減塩が有効です。また、減塩はとくに腎機能が低下しているさいには、腎機能のさらなる悪化を防ぐ腎保護の意味でも極めて重要です。

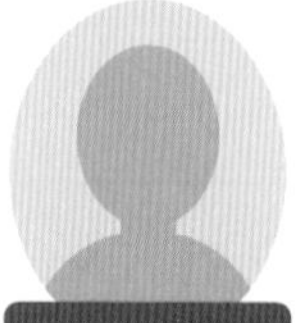

Eさん
80歳 女性

血圧低下で気になる息切れも解消！

早朝家庭血圧

130／80㎜Hg ➡ 125／70㎜Hg

息切れと血圧上昇が気になって来院したEさん。1日の塩分摂取量を尿検査で調べると、18g。Eさんに食事を確認すると、漬け物やみそ汁などを毎食摂取し、塩辛い食べ物が好きだといいます。

そこで、**具だくさんの減塩みそ汁を1日1回、漬け物は1日1切れなど、カリウム、ミネラルに配慮した包括的食事療法を指導しました。**Eさんの塩分摂取量が1日9gまで低下したころには、**早朝家庭血圧は125／70㎜Hgに低下し、息切れも改善しました。**

ドクター苅尾のコメント

Eさんは、軽度心不全を合併した高齢の高血圧患者です。高齢者と心不全患者、さらに腎機能低下の高血圧患者には、徹底した減塩が極めて有用です。減塩により血圧も低下し、心臓にかかる負荷もとれました。

第6章

これで万全！
食べ方に＋α
「血圧を下げる生活」

体重1kg減で、上は1・1mmHg、下は0・9mmHg低下

第6章では、血圧を下げるための、食べ方以外の方法を紹介します。血圧を下げる食べ方と並行して実践すると、さらに効果が高まります。

食べ方以外で血圧を下げるためにもっとも効果があるのが、減量です。個人差はありますが、体重を1kg減らすと、上の血圧が約1・1mmHg、下の血圧が約0・9mmHg低下するといわれています。

高血圧と肥満には密接な関係があります。

肥満の人は血圧が上がりやすく、体重を減らすと血圧は下がります。なぜなら、肥満による体重増加に伴って、さまざまな「血圧を上げる仕組み」が働きやすくなる一方、肥満が解消されると、その仕組みが稼働しなくなるからです。

肥満の人は食塩感受性が高まるため、より血圧が上がりやすくなります。逆の見方

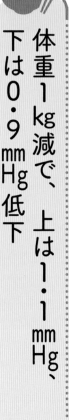

をすると、肥満の人は減塩効果を得られやすいということです。

つまり「減量＋減塩」をセットで行うと、より血圧を下げることができるのです。とくに内臓脂肪型肥満の人は、高血圧以外にも、高血糖や脂質異常症などのさまざまな生活習慣病のリスクが高い人でもあるので、ぜひ減量には取り組みましょう。

どうして体重が増えるのかというと、「摂取するエネルギー量」が「消費するエネルギー量」より多いからです。単純な話、**体が必要としているエネルギー量を上回るエネルギーを摂取している**（＝食べ過ぎ）**というのが大きな原因**。

適正な摂取エネルギーの量には個人差がありますが、大まかな目安として、次のような計算式で算出できます。

①目標とする体重を算出する（標準体重）
身長（m）×身長（m）×22

②適正な摂取エネルギーを算出する
標準体重×25kcal

身長170㎝の人なら、標準体重は、1.7×1.7×22＝63・58㎏。適正な摂取エネルギーの目安は、63・58×25＝1589.5㎉。肥満の人からすると、なかなかきびしい数字かもしれませんが、健康な体を維持するにはこれくらいで十分だということを覚えておきましょう。

自分が毎日食べている量と比べてみてください。驚くほどエネルギーを摂っていることに気づくはずです。いきなり量を極端に減らすのは体にダメージを与えることになるので、少しずつ減らすようにしましょう。

気づいたら体重も落ちているし、血圧も下がっているはずです。

なかには、摂取するエネルギー量はそのままで、運動することで消費エネルギーを増やそうと考える人もいると思います。しかし、**肥満の人が運動だけで減量に成功したという例は、ほとんど聞いたことがありません。**

ダイエットに運動が効果的なのは確かですが、肥満の解消には、まず摂取エネルギーを制限することが不可欠です。**肥満の人は食習慣の見直しをしない限り、減量することはできないと思ってください。**

規則正しい生活が血圧を整える

血圧を下げるには、生活リズムを整えることも大切です。不規則な生活を続けていては、どんなに食べ方を工夫しても、なかなか結果が出ないこともあります。

刻一刻と変動し続けている血圧をコントロールしているのは、「自律神経」です。自律神経については第3章の食べ方のところで解説しましたが、交感神経と副交感神経がバランスよく働くことで血圧もコントロールされています。

このバランスを崩す原因のひとつが、不規則な生活です。

1日の適切なリズムのことを「サーカディアンリズム」（概日リズム）といいますが、これを保つために必要なことは、じつはとてもシンプルです。それは、規則正しい生活を送ることです。

朝は一定の時間で起床し、しっかりとバランスのよい食事を摂り、昼間はアクティ

ブに頭や体を動かし、夜はリラックスし、毎晩同じ時間に床に入ってぐっすり寝る。こんな生活を続けていれば、自律神経のバランスが整い、血圧は安定します。

生活のリズムを整えるポイントをもう少し解説すると、例えば、朝は、起きたら最初にカーテンを開けて日光を浴びましょう。そしてしっかりと朝食を摂ってください。

日中は活動の時間帯です。仕事でも家事でも何でもよいので、積極的に脳と体を動かすようにしましょう。昼寝は生活リズムを崩す原因にもなるので、できれば避けたほうがいいでしょう。どうしても眠い場合は、30分以内にしてください。

夜は、心臓や血管を休ませる時間帯です。活動量を減らし、リラックスした時間を過ごすことを心がけてください。できるだけ毎日同じ時間に夕食を摂り、夜食は摂らないようにしましょう。

そして就寝1時間前に入浴し、午前0時より前には床に就くようにしましょう。入浴後は、スマートフォンやパソコンの操作は避けることです。

実践するのは意外にむずかしいと思った方は、まずは、起きる時間と寝る時間を一定にすることから取り組んでみてください。

高血圧を遠ざける7時間睡眠

血圧を下げるためには、睡眠の量と質はとても重要です。なかでも、夜間高血圧の人は睡眠の質が低下している場合が多いので、より意識する必要があります。

高血圧のリスクを高めず、健康を保つためにはどのくらいの睡眠時間が必要かというと、７時間程度の睡眠が適切であると考えられています。

睡眠時間の観点から高血圧の発症リスクをみた研究では、睡眠時間７〜８時間の人が高血圧を発症するリスクを1とした場合、５時間以下の人の発症リスクは2・1倍まで高まるという結果でした。

また、睡眠時間が短くなると、食欲を増進させるホルモンの分泌が増えて体重増加の原因になるだけでなく、糖尿病の発症リスクも高まることがわかっています。高血圧はもちろん、健康維持のためにも7時間程度の睡眠量は確保したいところです。

睡眠時間が5時間以下になると高血圧の発症リスクが高くなる

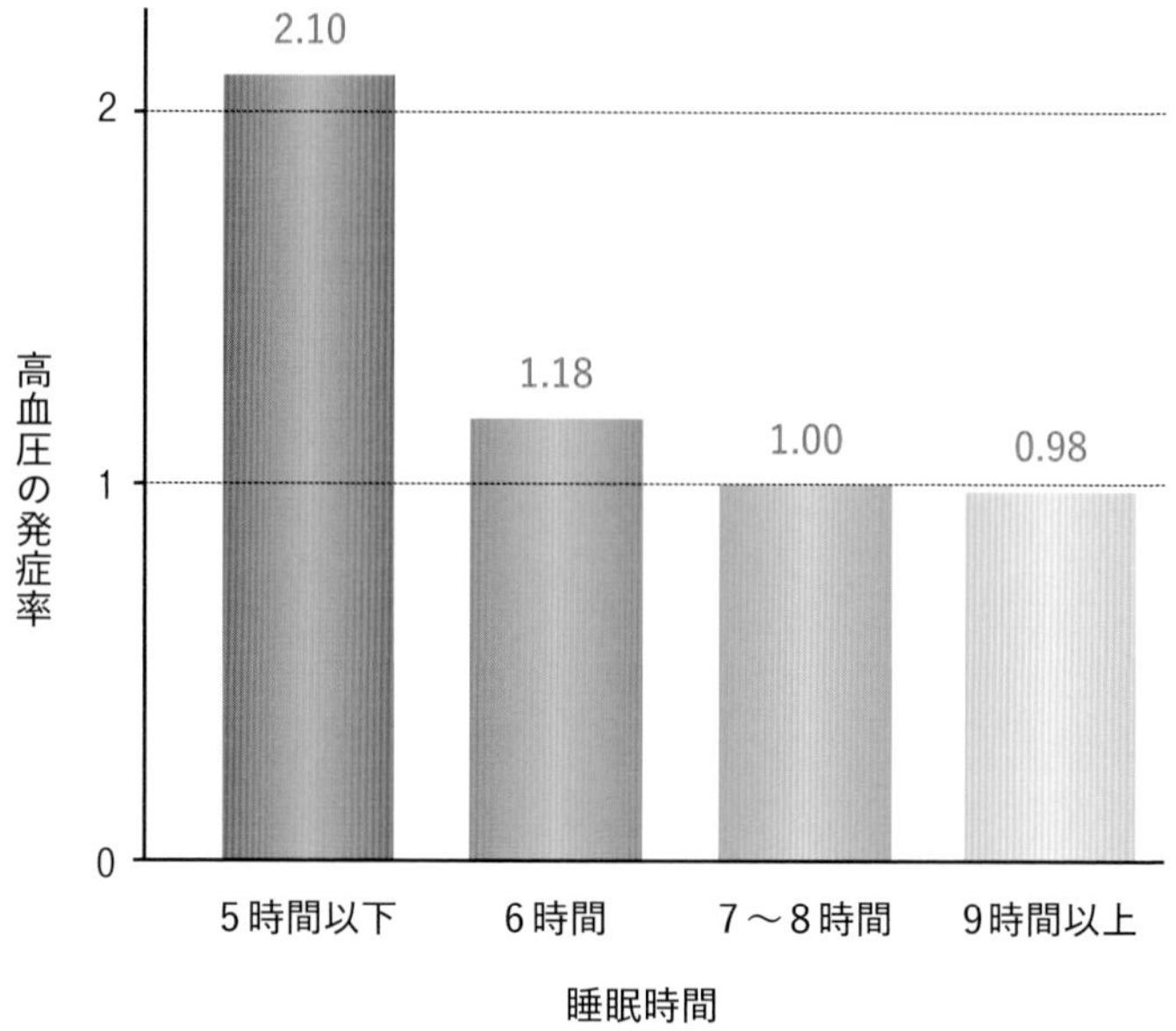

睡眠時間が7～8時間の人が高血圧を発症するリスクを1とした場合、6時間の人や9時間以上の人のリスクはそれほど変わらないが、5時間以下になると2倍以上になる。

Gangwisch JE, et al. Hypertension.2006;47:833-9 より

睡眠は量だけでなく、質も大切です。**睡眠の質とは**、わかりやすくいうと、**「就寝から起床まで、目を覚ますことなくぐっすりと熟睡できること」**です。

不眠傾向で、寝つきが悪い、夜中に何度も目が覚めてしまう、早朝に覚醒《かくせい》してしまうなどの睡眠障害は、睡眠の質を下げてしまう大きな要因です。仮に睡眠時間を7時間確保できたとしても、途切れ途切れの7時間と、ぐっすりとまとまった7時間では、睡眠の質は大きく異なります。

睡眠の質は、「昼間のアクティビティ」が高いかどうかに大きく影響されるといわれています。とにかく、昼間は十分に体を動かすことを心がけてください。できれば、**「血管をしなやかにする運動」（心拍数が上がる運動）と「筋肉を保持する運動」（筋肉体操）**の2つを取り入れましょう。

例えば、**血管をしなやかにする運動としては、「速歩き」**を生活に取り入れることがおすすめです。

高血圧対策としては1日30分以上の有酸素運動が推奨されていますが、なかなかその時間をとることはむずかしいと思います。しかし、５～10分程度の速歩きならどうでしょうか。速歩きなら心拍数が上がり、血管をしなやかに保つ働きのある一酸化窒《ちっ》素《そ》（ＮＯ）が血管の壁から分泌されて、血圧を下げる効果も期待できます。心拍数が１分間に90～１２０程度に上昇すると理想的です。

筋肉を保持する運動としては、下半身の筋肉を鍛えるスクワットやつま先立ちでのかかとの上げ下げ、階段の上り下りがおすすめです。とくに下半身の筋肉を保っておくことは、血圧の変動性（急激に上がったり下がったりする血圧の不安定な状態）を改善し、静脈のうっ滞（血流などが静脈内などに停滞した状態）を防いで全身の血液循環を良好に保つことにも役立ちます。

これらの運動以外にも、**エレベーターやエスカレーターを使わずに階段を使う、できるだけ多く歩く、また座りっぱなしにならないよう意識的・定期的に立ち歩くなど、日常のなかでできるだけ体を動かす機会を増やすようにしてください。**

夜間の睡眠がよくない状態が続くようであれば、医師に相談することも考えてみてください。睡眠の量と質の確保は、それだけ重要なことなのです。

昼寝をするなら30分以内

先ほども少し述べましたが、昼寝は、できれば避けてもらいたい習慣です。だらだらと昼寝をしてしまうと夜の寝つきが悪くなり、結果的に生活リズムを乱す要因になるからです。

しかし、どうしても昼間に睡魔に襲われてしまった場合は、昼寝は30分以内にとどめてください。**1時間以上の昼寝は、心筋梗塞や脳梗塞《こうそく》による死亡リスクを上昇させる**ことがわかっています。また高齢者の場合、**1時間以上昼寝をする人は、認知症の一種であるアルツハイマー病の発症率が高い**ことも報告されています。

もし昼間にとても強い睡魔を感じたり、気がつかないうちに眠ってしまったりなど、生活に支障をきたすようなことがあれば、ほかの病気を疑う必要があります。その一例が、睡眠中に呼吸が止まる状態がくり返し起こる「睡眠時無呼吸症候群」という病気で、高血圧とも強い関連性があります。

高血圧と深い関係がある「睡眠時無呼吸症候群」

前項にも出てきた、**睡眠時無呼吸症候群は、睡眠障害のなかで、もっとも循環器疾《しっ》患《かん》の発症リスクを増大させ、高血圧のみならず夜間の心臓突然死や心不全、脳卒中などの原因になることが明らかになっています。**

睡眠中に呼吸が止まるたびに体が低酸素状態（酸欠）になるため、本来であれば副交感神経が優位になって下がるはずの血圧が、逆に交感神経が刺激されて心拍数が増加して上昇してしまいます。

そのため、この病気の背景としての高血圧は夜間高血圧の要因となり、家庭血圧測定では早朝高血圧として検出されることが多いのが特徴です。**とくに朝晩の血圧（収縮期）の差が15～20㎜Hg以上ある場合は、睡眠時無呼吸症候群を疑います。**

睡眠時に無呼吸になる大きな要因は、仰向けの姿勢で寝ているときに、舌の付け根がのどの奥に落ち込んで気道をふさぐことです。

主な症状は、昼間のとても強い眠けや集中力の低下、気分の落ち込み、寝ても解消されない疲労感や倦怠感《けんたい》。さらに夜間に何度も目が覚めたり、トイレに起きたりすることなどがあります。**とくに3回以上目覚める場合には要注意**です。

ただし、自覚できない場合も多く、就寝中の激しいイビキや無呼吸を家族から指摘されて初めて発覚するケースもあります。

睡眠時無呼吸症候群に伴う高血圧の場合、降圧薬でのコントロールがむずかしいことが多いとされています。すでに薬物療法による治療をはじめている患者に、数種類の降圧薬を併用しても効果がない場合、背景にこの病気が隠れていることがあります。

これを「**治療抵抗性高血圧**」といいます。3種類以上の降圧薬を服用しても目標値まで血圧を下げることができず、薬物療法で血圧をコントロールするのがむずかしくなります。**高血圧患者の1～3割が治療抵抗性高血圧**といわれており、投薬だけでは改善が見込めないため、日常生活の徹底した改善で血圧を下げる必要があります。

睡眠時無呼吸症候群の治療を行うことで高血圧が改善される場合もあるので、放置せずに治療を受けることをおすすめします。

軽めのジョギング30分で血圧が下がる

運動に血圧を下げる効果があることは、多くの研究から明らかにされています。とくに持久性の有酸素運動は効果的です。

一般的に高血圧の運動療法として推奨されているのは、「運動の頻度は定期的に（できれば毎日）実施し、運動量は30分以上、強度は中等度（ややきつい）のウォーキング（速歩）、軽いジョギング、水中運動、自転車、その他レクリエーションスポーツなどの有酸素運動」です。

運動をすると心拍数が上がり、一時的に血圧は上がりますが、その後低下します。そして継続的に運動をするようになると、普段の血圧も徐々に下がっていきます。

運動が血圧を下げる主な仕組みは、次の３つが挙げられます。

①循環血液量（体を巡っている血液量）が減少する

運動によって心拍数が上がると、心臓から「心房性ナトリウム利尿ペプチド」（ＡＮＰ）と呼ばれるホルモンが分泌《ぶんぴつ》されます。ＡＮＰには利尿作用があり、体から余分な水分やナトリウムが排泄《はいせつ》され、循環血液量が減少することで血圧が低下します。

②末梢《まっしょう》血管が拡張する

運動によって血流がよくなると、血管の内側を覆っている内皮細胞に対して、細胞を横に引っ張るような力（ずり応力）が働きます。ずり応力が高まると、それが内皮細胞にとっての刺激となり、「一酸化窒素《ちっそ》」（ＮＯ）の分泌が促進されます。ＮＯには血管を拡張させて、しなやかにする作用があるため、結果、末梢の血管が広がり、血圧が下がるのです。

③リラックス効果

体を動かす、運動する、スポーツをすることなどで得られる心身のリフレッシュは、みなさんも経験があることでしょう。リラックスすることで交感神経の働きが抑制され、血圧の上昇を抑えることができます。

筋肉を維持すると血管も元気になる

一般的に高血圧の運動療法としては、有酸素運動などの「血管をしなやかにする運動」が推奨されていますが、それに加えて、「筋肉を保持する運動」もおすすめします。

人間は食事を摂ると、食物に含まれている糖質がブドウ糖に分解されて血液中に入り、血糖値が上昇します。このブドウ糖は、その後、血流に乗って各臓器や組織に届き、エネルギー源になりますが、その反面、食後の急激な血糖値の上昇につながり、血管（内皮細胞）を傷めて、動脈硬化を促進する要因にもなります。

つまり、動脈硬化を促進して循環器疾患《しっかん》を招きやすくなるという意味では、高血糖は高血圧と同様に血管に悪影響を及ぼすものでもあります。それを防ぐためには、食後の血糖値の急激な上昇を抑えることが大切です。

その方法の1つとして、筋肉を保持する運動が有効なのです。

食後に筋肉をしっかり使う運動を行うと、筋肉が多くのエネルギーを必要とするため、血液中のブドウ糖が速やかに筋肉に運ばれて取り込まれ、血糖値の急上昇を防ぐことができます。

また余分なブドウ糖は中性脂肪となって肝臓に蓄えられてしまいますが、食後に筋肉を使う運動を行うことで、肥満の抑制にもつながります。

つまり筋肉を保持する運動は、血糖値スパイクや肥満という血管への悪影響を抑えることができるのです。

具体的な運動としては、下半身の筋肉をバランスよく鍛えるスクワットや、ふくらはぎの筋肉をしっかり動かすかかとの上げ下げ、階段の上り下りなどが挙げられます。

こうした運動を、食後1時間以内に、5〜10分ほど行うことがポイントです。

無理のない軽い筋トレを、食後のルーティンに組み込んで実践してみてください。

糖尿病や肥満の方、あるいは、筋肉量が低下しがちな50代以上の年齢の人には、とくにおすすめします。

血圧が上がって困ったときは大きく深呼吸する

ストレスと高血圧には、密接な関係があります。**ストレスがかかると、交感神経が刺激され、心臓から送り出される血液の量が増加したり、血管が収縮したりなどして、血圧が上昇します。**一時的なストレスであれば、血圧の上昇も一時的なものとなりますが、ストレスが慢性的にかかり続けてしまうと、血圧が高い状態も続くことになってしまいます。

とはいえ、ストレスを完全に避けることはできません。

職場でも、家庭でも、イライラしたり、焦ったり、気持ちが落ち込んだりすることはよくあることです。

ストレスがかかって血圧が上がったときの応急処置として、覚えておいてほしいのが深呼吸です。

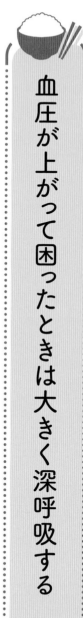

イライラしているなと思ったら、大きく深呼吸しましょう。**5秒かけて鼻から大きく息を吸い、10秒かけて口から息を吐く。1分間くらいくり返していると、少しずつ心が落ち着いてきます。**というのは、大きな呼吸によって副交感神経が優位になるからです。副交感神経が優位になると、収縮していた血管が元に戻り、血圧が下がります。

横隔膜を刺激する大きな呼吸は、自力で自律神経をコントロールできる特別な方法です。なぜなら、横隔膜周辺には自律神経が集まっているからです。ゆっくり息を吐くときに、副交感神経が優位になることがわかっています。ただし、小さい呼吸だと自律神経を刺激できないので、大きな呼吸を意識してください。

イラッとしたら、深呼吸。

簡単な方法ですが、ストレスがかかるとそんなことも忘れがちになります。些細《ささい》なことで血管を傷めないためにも、深呼吸をする習慣を身に付けておきましょう。それだけで血圧が安定するようになります。

保険適用がスタートした高血圧治療用アプリを活用する

血圧を下げる生活習慣のアドバイスについて述べてきましたが、最後に紹介するのは、２０２２年９月１日から保険適用が開始された高血圧治療用アプリです。**医薬品、医療機器に次ぐ第三の治療として注目されているデジタル治療**は、糖尿病対策、認知症対策、小児の注意欠如・多動症（ＡＤＨＤ）などのアプリが欧米で開発されてきましたが、ようやく高血圧治療用が日本で開発されました。

高血圧症疾患《しっかん》領域においては、世界で初めて有効性を示し、薬事承認の了承を受けたアプリでもあります。

デジタル治療用アプリとダイエットアプリなどのヘルスケアアプリとの明確な違いは次の３点です。

①アプリに含まれるコンテンツまたはアルゴリズムが学会の定めるガイドラインや

最新論文などに基づき医学的に妥当性の高いこと。
②開発された治療用アプリは臨床試験（治験）を経て、医薬品と同様に治療の有効性が示され、国の承認、保険適用を受けていること。
③使用に際しては医師の処方が必要なこと。

つまり、**しっかりしたエビデンスのもと、医師が指導するプログラム**だということです。実際、アプリをインストールするには医師の処方が必要ですし、プログラム開始後は、受診時はもちろんのこと、自宅にいるときでも医師の適切なサポートを受けられます。

今回、保険適用となった高血圧治療用アプリの治験データによると、未治療の高血圧患者390例を対象に行ったところ、標準的な生活習慣の改善を行った群とアプリを利用した群とでは、アプリを利用した群のほうが4・3㎜Hg多く早朝血圧が低下したといいます。

ひとりでは血圧を下げる食事や生活を続けるのは自信がない。そんな人は、治療用アプリを活用してみるのもありだと思います。

おわりに

本書で紹介した血圧を下げる食べ方は、いつもの食事を少し工夫するだけです。「塩分を摂らない」とか、「肉を食べない」などと、血圧が上がる栄養素として紹介した食品を食事から排除しなさい、という厳しいものではありません。

少し減らしましょう、その分、塩分を体の外に出してくれる栄養素が含まれる食品を摂りましょうということです。そして、**いつ食べるか、どう食べるかまで意識すると、効果がさらに高まります**、ということです。

ちゃんと実践すると血圧を安定させることができるのですが、高血圧の人はなかなか実行に移さない人が多いようです。

高血圧の人の話を聞くと、「薬を飲めば下がりますからね」。たしかに、血圧を下げる薬（降圧薬）は、効果も高いし、副反応も少ないすぐれた薬です。医師の指示どおりに服用していれば、循環器疾患《しっかん》のリスクも抑えられるかもしれません。

ただし、薬の効用は、血圧を下げるだけです。

私が、薬物療法だけでなく、食事や運動療法をすすめたり、ときには薬物療法をあえてすすめなかったりするのは、血圧を下げる食事を含めた生活習慣は、血圧を下げるだけでなく、多面的に血管を丈夫にするからです。つまり、脳卒中や心筋梗塞、心不全、腎臓《じんぞう》病や認知症など、さまざまな血管に関連した病気を効果的に予防するとともに、すべての生活習慣病の予防につながるのです。

第5章で紹介した体験談にあったように、血圧を下げる食事や運動習慣には、肥満を解消したり、血糖値や尿酸値を改善したり、肝機能を回復したりなど、さまざまな健康効果があります。降圧薬で血圧は下がったけれど、糖尿病や脂質異常症などを発症してしまっては意味がありません。循環器疾患と同じように、健康に生きられる時間を短くすることになります。

だからこそ、薬に頼らずに血圧を下げる努力が大切なのです。その一歩目が食事です。その参考書として本書を活用していただけたら幸いです。

自治医科大学内科学講座循環器内科学部門教授　苅尾七臣

著者紹介

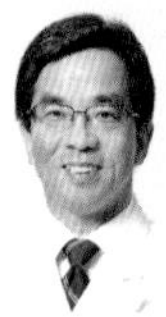

苅尾七臣（かりお かずおみ）

自治医科大学内科学講座循環器内科学部門教授
自治医科大学附属病院循環器センター・センター長

1962年、兵庫県生まれ。1987年、自治医科大学卒業。
1989年、兵庫県北淡町国民健康保険北淡診療所を経て、自治医科大学循環器内科学助手、コーネル大学医学部循環器センター／ロックフェラー大学Guest Investigator、自治医科大学循環器内科学講師、コロンビア大学医学部客員教授、自治医科大学内科学講座COE教授・内科学講座循環器内科学部門教授、2009年より現職。専門は循環器内科学。特に高血圧、動脈硬化、老年病学。

運動を頑張らなくても
血圧がみるみる下がる食べ方大全

2023年1月18日　第1刷発行
2023年2月24日　第3刷発行

著　　者　苅尾七臣

編 集 人　辺土名 悟
編　　集　わかさ出版
編集協力　洗川俊一
企画協力　佐藤効省
装　　丁　下村成子
本文デザイン　ドットスタジオ／G-clef
イラスト　石玉サコ
校　　正　東京出版サービスセンター
発 行 人　山本周嗣
発 行 所　株式会社文響社
〒105-0001　東京都港区虎ノ門２丁目２－５
共同通信会館9階
ホームページ　https://bunkyosha.com
お問い合わせ　info@bunkyosha.com
印刷・製本　株式会社光邦

ISBN 978-4-86651-593-9

本書は専門家の監修のもと安全性に配慮して編集していますが、本書の内容を実践して万が一体調が悪化する場合は、すぐに中止して医師にご相談ください。また、疾患の状態には個人差があり、本書の内容がすべての人に当てはまるわけではないことをご承知おきのうえご覧ください。